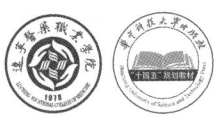

卫生职业教育"双优"专业群"十四五"规划
新形态一体化特色教材

营养咨询与实践

（活页式教材）

主　编　詹　杰　李景辉
副主编　刘乃榕　赵转转
编　者　（按姓氏笔画排序）
　　　　马晓龙　中科爱伽（天津）医用食品有限公司
　　　　左晓晶　辽宁省营养师协会
　　　　吕　婵　辽宁医药职业学院
　　　　刘乃榕　辽宁医药职业学院
　　　　李景辉　辽宁医药职业学院
　　　　李婷婷　江苏盛世康禾生物技术有限公司
　　　　张渊博　沈阳市营养师协会
　　　　赵转转　北京康比特体育科技股份有限公司
　　　　詹　杰　辽宁医药职业学院
　　　　魏瑞娇　辽宁中医药大学

华中科技大学出版社
http://press.hust.edu.cn
中国·武汉

内 容 简 介

本书是卫生职业教育"双优"专业群"十四五"规划新形态一体化特色教材。

全书以国际通用营养诊疗程序(NCP)为主线,按照营养师工作流程分为四个项目。第一个项目综合阐述了营养面谈的工作流程、注意事项和咨询前亚健康与营养、运动风险筛查的流程和结果判断;第二个项目阐述了营养评估与诊断的基本技能,包括膳食习惯调查、24 h 膳食回顾调查、体格检查、营养素缺乏调查和身体素质的测试方法和评估标准;第三个项目阐述了营养干预的基本技能,包括营养干预目标设定、食谱编制、食品营养标签解读与设计以及运动方案制订的流程和相关标准;第四个项目阐述了营养监测与评估的流程,同时通过体重管理实践案例,为学习者展示了营养师的营养运动实践流程。

本书基于岗位任务和工作流程编写,同时融入了教育部"1+X"运动营养咨询与指导职业技能等级证书和体重管理职业技能等级证书相关技能实践内容,可供医学营养专业及相关专业学生和营养相关职业培训技能学习者参考使用,建议与营养学理论教材配合使用。

图书在版编目(CIP)数据

营养咨询与实践:活页式教材/詹杰,李景辉主编.—武汉:华中科技大学出版社,2024.4
ISBN 978-7-5772-0300-3

Ⅰ.①营… Ⅱ.①詹… ②李… Ⅲ.①营养学-教材 Ⅳ.①R151

中国国家版本馆 CIP 数据核字(2024)第 075433 号

营养咨询与实践(活页式教材)　　　　　　　　　　　　詹　杰　李景辉　主编
Yingyang Zixun yu Shijian(Huoyeshi Jiaocai)

策划编辑:史燕丽
责任编辑:余　雯
封面设计:清格印象
责任校对:朱　霞
责任监印:周治超

出版发行:华中科技大学出版社(中国·武汉)　　电话:(027)81321913
　　　　　武汉市东湖新技术开发区华工科技园　　邮编:430223
录　　排:华中科技大学惠友文印中心
印　　刷:武汉科源印刷设计有限公司
开　　本:787mm×1092mm　1/16
印　　张:8
字　　数:207 千字
版　　次:2024 年 4 月第 1 版第 1 次印刷
定　　价:39.90 元

本书若有印装质量问题,请向出版社营销中心调换
全国免费服务热线:400-6679-118　竭诚为您服务
版权所有　侵权必究

活页式教材
使用说明

为了积极响应国务院《国家职业教育改革实施方案》（简称职教20条）以及教育部《职业院校教材管理办法》《"十四五"职业教育规划教材建设实施方案》的相关政策和文件精神，围绕深化教学改革和"互联网+职业教育"发展需求，我们开发了一批编排方式科学、配套资源丰富、呈现形式灵活、信息技术应用适当的新型活页融媒体教材。

与传统普通胶装教材不同，活页式教材通常以单个项目为单位，以活页的形式将项目贯穿起来，强调在知识的理解与掌握的基础上进行实践和应用，适用于以学生为中心的教学模式，更多体现在以学生为主体的前提下，加强教材和学习者之间深层次的互动。本教材采取活页式设计，教材内页通过活页圈的应用，实现了"活教""活学""活用"，方便教师和学生根据实际教学情况灵活调整。

本教材的建议使用方式如下：

 学生使用说明

1. 可自行添加学习辅助材料，如实训报告、试卷等。
2. 上课时不用带整本书，只带当节课需要的对应内容即可，简单方便。
3. 可根据自我学习进度随时调整学习顺序。

 教师使用说明

1. 可及时将新技术、新规范、新标准形成讲义，随时更新教学内容。
2. 可结合数字资源进行线上线下混合式教学，在课前预习、课中学习、课后复习中与活页式教材配套。
3. 可添加教辅资料。

网络增值服务

使用说明

欢迎使用华中科技大学出版社医学资源网 yixue.hustp.com

1 教师使用流程

（1）登录网址：http://yixue.hustp.com（注册时请选择教师用户）

注册 ▶ 登录 ▶ 完善个人信息 ▶ 等待审核

（2）审核通过后，您可以在网站使用以下功能：

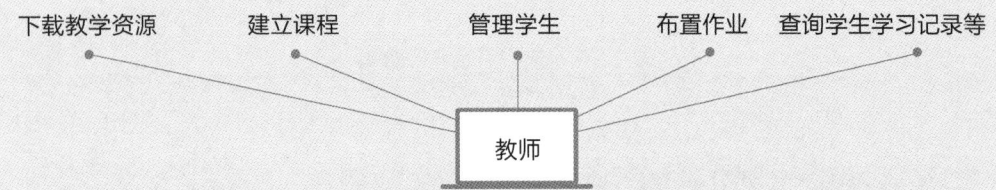

下载教学资源　建立课程　管理学生　布置作业　查询学生学习记录等　教师

2 学生使用流程

（建议学生在PC端完成注册、登录、完善个人信息的操作）

（1）PC端操作步骤

① 登录网址：http://yixue.hustp.com（注册时请选择普通用户）

注册 ▶ 登录 ▶ 完善个人信息

② 查看课程资源：（如有学习码，请在个人中心-学习码验证中先验证，再进行操作）

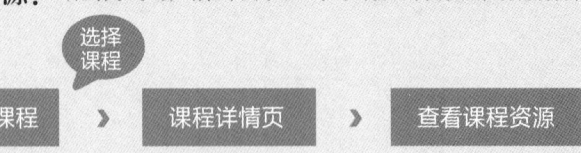

首页课程 ▶ 课程详情页 ▶ 查看课程资源（选择课程）

（2）手机端扫码操作步骤

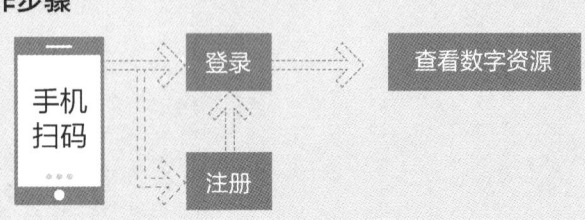

手机扫码 → 登录 → 查看数字资源 / 注册

营养师是一种为适应人们健康需求而产生的,并伴随现代医学和营养学不断进步而持续发展的职业。营养师综合了保健师、医师、厨师、运动指导师、心理咨询师、营销人员、管理人员等职业的特点于一身,是综合素质要求比较高的一种职业。营养师在日常营养咨询工作中需要对客户进行营养评估,了解客户的饮食习惯、健康状况和营养需求;并根据评估结果,制订个性化的营养计划,包括饮食运动建议、食谱编制、健康教育、营养补充剂的使用等,为客户提供专业的营养诊疗建议和健康的生活方式指导。

营养咨询需要营养师具备良好的职业道德、较为扎实的专业知识和实际操作能力。为此,本书是以立德树人、培养专注于国民健康的基层营养服务人才为根本,以营养咨询岗位职责和工作流程为主线,吸纳行业、企业高级技术人员作为重要参与主体,与高职院校教师联合编写的,书中参考了公共营养师、注册营养师、运动营养师等培训项目中营养咨询相关内容,同时引入我国卫生行业相关标准,以期构建营养咨询能力训练模块,实现本书内容与产业需求的有效对接,加强学生基本实践能力与综合技能的培养。本书可作为培养营养专业人才及营养相关企业员工的实践教材,也可作为公共营养师实践培训的参考资料。

本书在编写过程中经过多次讨论和试用,并经数次审核,但限于时间仓促,书中错误和不足之处在所难免,敬请各位读者批评指正。

编 者

目录

项目一　营养访谈　/1
- 任务一　营养面谈　/1
- 任务二　健康与亚健康状况评估和营养运动风险筛查　/7

项目二　营养评估与诊断　/15
- 任务一　膳食习惯与食物频率法调查与评估　/15
- 任务二　24 h 膳食回顾调查与评估　/25
- 任务三　成人体格检查与评估　/31
- 任务四　婴幼儿体格测量与评估　/42
- 任务五　营养素缺乏调查与评估　/50
- 任务六　身体素质(运动能力)测试与评估　/56

项目三　营养干预　/68
- 任务一　营养干预目标设定　/68
- 任务二　计算法食谱编制　/74
- 任务三　食物交换份法食谱编制　/80
- 任务四　食品营养标签解读与设计　/86
- 任务五　运动方案制订　/98

项目四　营养监测与评估　/109
- 任务一　营养监测和效果评估　/109
- 任务二　体重管理综合案例实践　/112

参考文献　/119

项目一

营养访谈

科技发展和互联网的应用使营养师与客户的沟通交流更为便捷,我们可以通过电话、短信、微信、QQ等相互联系。然而对营养师来说,与客户面对面的交流仍然是十分必要的,营养师应具备与客户进行面对面沟通交流的技巧。营养访谈能力和语言沟通技能是营养师与客户和其他专业人员进行有效沟通交流的核心竞争力。

营养访谈除了要具备扎实的专业知识和专业技能等硬性技能外,还需要较强的软性技能,后者具有无形性、感性、灵活性等特点,主要表现在沟通能力、表达能力、人际交往能力等情商方面能力的持续培养和提高上。软性技能有助于营养师在营养访谈中建立良好的第一印象、获得有效沟通,并持续保持与客户良好的默契关系,因此贯穿于营养师营养诊疗程序(NCP)的全过程。

任务一 营 养 面 谈

学习目标

- 能够选择和优化面谈条件,提高倾听技巧,选择正确的非语言行为,布置有利于提高面谈效果的环境,建立融洽的关系。
- 能使用面谈技巧进行营养访谈,能确定面谈的构成部分和主要内容,能制订一份适合营养访谈的问题清单并进行排序,能根据客户的言论判断不同的反应。

任务导入

1. 任务描述 李女士,45岁,公司职员。身高157.5 cm,体重76.2 kg,患有高血压,已婚,有一个念高中的孩子,想通过减肥来控制血压,寻求营养师帮助。

2. 任务目标

(1)优化面谈条件。

(2)在面谈开始阶段建立融洽关系。

(3)用面谈技巧进行营养访谈,了解客户饮食史。

任务分析

1. 面谈的目的 营养面谈是叙述一个人的饮食习惯、偏好、进餐习惯,以及影响食物选择的其他因素,有些客户可能已经在电脑上记录了自己的饮食习惯。有效的面谈取决于客户合作以及营养师的技巧。

最初的营养面谈有以下一个或多个目的。

(1) 使营养师和客户意识到当前的饮食习惯及其起源、生活方式影响因素及其他相关信息。

(2) 确定与营养有关的问题并筛选营养不良风险,以便进行适当的营养诊断和干预。

(3) 结合其他数据,确定客户的营养状况。

(4) 明确问题,以便制订可行的改变方案。

(5) 帮助专业人员制订替代方案,因为会有变数,需要提供可用来监督变化和进度的基线数据。

(6) 使营养师能够继续与客户建立良好的关系。

2. 面谈注意事项 为达到最佳效果,营养师需要做到以下几点来提升其面谈效率。

(1) 工作前有必要向客户明确面谈的目的、营养工作的性质,以及客户自身的权利和义务。

(2) 通过倾听来处理语言和非语言行为,并与客户建立融洽的关系。

(3) 防止干扰。

(4) 应始终严格遵守客户信息保密原则和保护客户隐私。

(5) 物理环境温馨、舒适。

(6) 情感上保持客观,不得在性别、年龄、职业、民族、国籍、宗教信仰、价值观等方面歧视客户,为所有客户提供平等的营养服务。

(7) 考虑客户的个人背景,提供个性化咨询指导。

(8) 不做记录,或简写需要记录的内容。

3. 面谈过程 每次面谈可以分为三个部分:①正向开场;②探讨或主体;③结束。

 任务实施

操作步骤	操作程序	备注
• 操作前		
1. 舒适的环境	(1) 合适的家具、照明、温度、通风:方形或矩形桌子比较正式;圆桌比较随和。 (2) 营养师与客户之间的最佳距离:0.6~1.2 m。 (3) 座位安排:两人面对面坐在桌子两边,旁边放椅子,让人感到地位更平等。 (4) 视线障碍越少越好,如桌面上尽量不放置电脑、电话、书籍、模型和其他材料	根据不同的文化习俗,确定相互的距离

续表

操作步骤	操作程序	备　注
2. 防止干扰、保护隐私	（1）合理安排其他工作人员接听电话并关掉手机。 （2）候诊室内可以循环播放营养宣教视频，咨询室内要求关闭电视。 （3）关上门，营养师和客户应该独处，保证面谈处于安静的环境中，没有打扰	如果是必须要接听的电话，应尽量简短，并向客户道歉
3. 准备面谈指南	（1）列出与面谈目的相关的所需信息或主题的大纲。 （2）按一定顺序排列："漏斗""倒漏斗"式	确保收集信息系统化，但不能照本宣科、完全遵循指南。 避免"隧道"式问题，如简短的、连续的、可以用一个词"是"或"否"回答的问题

- 操作中

1. 正向开场　留下友好、专业、放松的第一印象。

（1）问候和自我介绍	"早上好！我是××，是一名营养师。"	配合友好的肢体动作：微笑、眼神交流、面部表情和语音语调、握手
（2）建立和谐的对话关系	讨论已知信息或共同感兴趣的话题，如："上次我们谈到了你想减肥，现在进展如何？"	闲聊对于发展和建设关系很重要，有助于建立和谐的关系。但不要花太长的时间闲聊
（3）说明面谈目的和简单流程	如："我们要对你吃的食物做一个仔细的评估，来看看是否能找到优化你选择的方法。"	简单解释面谈的目的，介绍面谈的流程，可以让客户感到安心并同意回复

2. 探讨（或主体）　通过一系列的问题了解客户基本情况，收集健康信息。

（1）提问	①开放式问题：客户主导。 如："你喜欢吃的食物是什么？" "你能告诉我一些关于你的情况吗？" "你过去在减肥时是怎么做的？" "你的饮食目标进展如何？"	优点：不具有威胁性；传达兴趣和信任；能透露出客户认为最重要的事。 缺点：耗时；可能收集到不必要的信息及冗长杂乱的答案
	②封闭式问题：营养师主导。 如："在家是谁做饭的？" "你经常吃腌制食物吗？" "你在两餐之间吃什么零食？"	优点：营养师更好把控；客户能快速回答；可快速得到有效信息。 缺点：抑制了交流，可能导致营养师对答案失去兴趣；答案不完整，需要提出更多问题
	③初级问题：介绍新话题或领域的讨论。 如："我们已经讨论了你在家里吃的食物，现在让我们来谈谈你去饭馆时会吃些什么。"	注意：要提及刚才所说的，来表明你一直在听

续表

操作步骤	操作程序	备注
	④中级问题:用来获取初级问题未能引出的进一步的信息或解释。 如:"你们吃了哪些甜品?" "你还喝了哪些其他的饮料?"	也称"后线"问题
	⑤探索性问题:通过一些提示让客户对部分回答阐述得更清楚。 如:"你能详细说明……" "你能告诉我更多关于……"	属于中级问题
	⑥引导性问题:把回答指向一个预期的答案。 如:"你不再吃甜点了,是吗?" "早餐是非常重要的,你吃了什么?麦片吗?"	最好采用中立性问题,即答案由客户决定。 也可替换,问:"你吃了什么甜点?" "你早上醒来后首先吃了什么?喝了什么?"
	⑦避免用"为什么"等问问题。 如:"你为什么不更严格地遵循你的饮食习惯呢?" "你为什么不吃早餐呢?" "你为什么不经常锻炼呢?"	可能表示不满、不开心或不信任,引起客户的防御或逃避。 如:"我平时不锻炼是因为我没有时间。你平时锻炼吗?"
(2)回应	①理解性回应:关注客户感受,区分和理解客户所说的内容及情绪,即用同理心,站在客户的角度去理解,并将理解传达给他。 如:"我刚听到你说你觉得……,是因为……" "你觉得……,我理解得对吗?" "换句话说,你感觉……" "听起来……"	猜测客户的担心、内疚、失望等情绪,如果猜错了,客户会纠正,从而加深理解。 注意:避免用机械的和重复的短语,句式可以多样化。 客户如何看待他们的生活方式、饮食习惯或选择、健康,对饮食依从性是至关重要的
	②探索性回应:帮助客户回忆细节。 如:"你能告诉我更多……吗?" "接下来你会怎么做?" "请多解释一下……" "我理解了,接下来呢?" "真有趣,请继续"	当客户似乎不太愿意继续叙述时,营养师可以停顿一会儿,给客户整理想法的时间,此时营养师应专注,表现出深思熟虑的样子,如不时地点头,但应避免眼神交流

续表

操作步骤	操作程序	备 注
	③对抗性回应:一种权威的回应,把客户的注意力集中到他们叙述或行为上不一致的地方。 如:"当你参加聚会时,会找人交谈,而不是只顾着吃饭吧?"	缺乏经验的营养师应少用此操作,以免影响与客户融洽的关系
	④评价性回应:对客户的行为或反应做出判断,提供建议	客户可以选择听从或不听从建议
	⑤充满敌意的回应:此时营养师的愤怒或沮丧是不受控制的。 如:"如果你继续每天吃快餐,你怎么期望能减肥?"	这种回应可能导致客户产生敌意或羞耻感,破坏关系。 切记:避免"有敌意的回应"
	⑥让人安心的回应:表明此问题不存在。 如:"我知道你能做到,只是需要时间。"	这样的回应会使营养师很难讨论或解决客户的问题
3.结束面谈 时间最少,但不能草草了事,要用积极的方式结束面谈。		
(1)总结	①回顾此次面谈的目的,总结要点、目标。 ②询问客户是否想问别的问题。 如:"这就是我所有的问题,你还有问题或者想告诉我其他什么吗?"	确保双方能彼此理解,可以要求客户总结要点、目标或下一步计划
(2)感谢	①真诚地感谢对方抽出时间合作。 如:"谢谢你抽出时间并提供信息。" ②确定下次见面的时间。 如:"我们什么时候再见面,讨论进展和你的疑惑呢?"	
(3)结束	宣布面谈结束	也可以通过打断眼神交流、推椅子、站起来、主动握手、微笑和客户一起走到门口等非语言行为结束面谈
4.操作注意事项		
(1)倾听的技巧 (包括语言和非语言行为)	①倾听是一个主动而不是被动的过程,需要集中注意力。 ②偶尔转述或总结可以证实你在倾听,并努力理解他们。 ③适当的非语言行为表现自己很专注,如友好的目光接触、丰富生动的面部表情、姿势端正、微笑或点头等	需要避免以下行为: ①经常看手表、使用电子设备。 ②没有眼神交流。 ③太放松的坐姿。 ④皱眉头,打哈欠。 ⑤不耐烦的语音语调等

续表

操作步骤	操作程序	备 注
（2）创造尊重和信任的环境	①营养师应该保持接受和关心客户的态度,并带有理解而不是判断的目的。 ②努力让客户认为自己是被接受、受欢迎、被重视和理解的。 ③结合文化背景,确定合适的称呼:"你喜欢被称呼为李太太还是李姐?" ④认识自己的偏见,并控制非语言行为的表达;认可每个人都有自己的背景、信仰、态度、情感和价值观	需要避免以下行为: ①不要给客户的自我展示贴上"正确"或"错误"标签。 ②不要把自己定位成"专家"而将客户定位为"受教者"。 ③避免眉毛挑动、震惊的表情、开玩笑或怀疑性的问题,如:"你午饭只吃一盒饼干?" ④避免带着成见或偏见:如民族、宗教、个性、性别、文化、衣着、声音等
（3）避免记过多的笔记	①只记关键词、短语或缩写。 ②写字时尽可能保持眼神交流	记太多笔记的缺点如下: ①妨碍谈话的进行。 ②分散双方注意力
（4）是对话而不是独白	①避免非常具体的或可以用一个字(如"是"或"否")回答的问题。 ②倾听和评估每个答案,并可能进行下一步探讨	客户回答时间应占营养师提问时间的60%以上

- 操作后

做笔记	客户离开后立即记录完整的笔记	超过 15 min,或接待另一位客户,或接听电话,都可能使营养师忘记重要的信息

任务评价

"营养面谈"任务学习自我检测单

姓名：　　　　　专业：　　　　　班级：　　　　　学号：

评 价 项 目	评　　价	如何改善
氛围如何？轻松吗？ 有利于建立融洽关系吗？		
面谈的开场如何？		
提问对获取所需信息有帮助吗？		
怎样对客户回答做出更好的回应？		
我是否不带偏见？ 是否足够投入？		
面谈的结尾如何？		
在对话方面花了多长时间？		

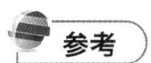

面谈指南

序号	问 题
1	"在家谁做饭？谁去超市购物？"
2	"你目前有限制自己的食物选择吗(因为过敏、宗教、不耐受等)？"
3	"你在进行食物选择时有什么问题或困难？有哪些家庭成员和你一起进餐？他们有任何饮食问题吗？"
4	"你经常锻炼身体吗？"
5	"现在我需要你回忆某一天中你进食的所有食品,请告诉我首先想到的食品以及它们的量。"
6	"很好,接下来说一下你吃了什么,喝了什么,包括数量。"
7	"然后,你会吃什么？"
8	"你在烹饪中使用了哪些调味品？"
9	"零食和饮料往往被遗忘。在两餐之间、晚上或睡觉前,你吃了什么？"
10	"你还没有提到酒精饮料,包括啤酒和葡萄酒,请告诉我相关的信息。"
11	"你每隔多久吃维生素矿物质补充剂？是否使用草药或替代疗法？请描述它们的类型和数量。"
12	"你每天什么时候吃饭？"
13	"你一周有几次不在家吃饭？出去吃你会吃什么？"(使用食物频率表继续提问)

任务二 健康与亚健康状况评估和营养运动风险筛查

学习目标

- 能引导客户完成健康与亚健康主观评估。
- 能引导客户完成慢性疲劳综合征(CFS)测评。
- 能引导客户使用营养不良通用筛查工具(MUST)完成营养不良风险评估。
- 能引导客户完成运动风险因素分级。

任务导入

1. 任务描述　李女士,45岁,公司职员。身高157.5 cm,体重76.2 kg,已婚,有一个念高中的孩子,由于工作压力和家庭方面的问题,持续精力不足、睡眠不佳、脱发、身体不适,自觉记忆力和注意力减退。

2. 任务目标

(1) 通过问问法引导李女士完成健康与亚健康主观评估。

(2) 通过询问法引导李女士完成 CFS 测评。
(3) 通过询问法引导李女士完成 MUST 营养不良风险评估。
(4) 通过询问法引导李女士完成运动风险因素分级。

任务分析

1. 相关术语

(1) 健康：生理、心理、社会适应和道德方面的良好状态。健康是社会、经济和个人发展的重要资源，是个人能力的体现。

(2) 亚健康状况：机体在无器质性病变情况下发生的一些功能性改变，因其主诉症状多种多样且不固定，也称为"不定陈述综合征"。它不是疾病，而是现代人身心不健康的表现。

(3) CFS：一组以长期极度疲劳为突出表现的全身性不适，基本特征是休息后不能缓解，理化检查没有器质性病变。经过营养和运动调整，CFS 可以恢复健康，若未得到及时有效的纠正，则会变成慢性病，甚至导致"过劳死"。

(4) 营养不良风险：不仅仅是发生营养不良的风险，更是"现存的或潜在的营养和代谢状况所导致的疾病或手术后出现相关的临床结局的可行性"。

(5) 运动风险因素分级：美国运动医学会（ACSM）根据医学检查、运动或体力活动水平、运动试验（医学）以及专业医师所提供的专业建设，将参与运动的人群分为低、中、高三个风险因素等级。

2. 营养风险筛查的目的和意义 营养风险筛查是由医护人员或营养师实施的一个快速而简单的过程，通过筛查，用以发现患者或客户是否存在营养问题和是否需要进一步进行全面营养评估。

欧洲肠外肠内营养学会（ESPEN）认为，对存在营养风险或可能发生营养不良的患者进行临床营养支持可能改善临床结局、缩短住院时间等，而不恰当应用营养支持，可导致不良后果。

3. 常用营养风险筛查工具 目前有多个筛查工具，如主观全面评估（SGA）、营养不良通用筛查工具（MUST）、简易营养评估（MNA）以及营养风险筛查 2002（NRS2002）等。

(1) SGA 更多反映的是疾病状况，而非营养状况，因此不适用于区分轻度营养不良。

(2) MUST 用于蛋白质-热量营养不良及其风险的筛查，适用于不同的专业人员，如护士、医师、营养师、社会工作者和学生等，用于社区营养风险筛查。

(3) MNA 快速、简单、易操作，主要用于老年患者的营养评估。

(4) NRS2002 能预测营养不良的风险，前瞻性地动态判断患者营养状态变化，便于及时反馈患者的营养状况，并为调整营养支持方案提供证据，是临床营养风险筛查最常用的工具。

任务实施

操作步骤	操作程序	备注
• 筛查前准备		
准备筛查表	(1) 健康主观测评表：世界卫生组织（WHO）健康的 10 个标志。 (2) CFS 测评表。 (3) MUST	可以通过询问或客户自查完成

续表

操作步骤	操作程序	备注
• 操作中		
1. 开始　筛查内容告知。		
(1) 问候和自我介绍	"早上好,李女士!我是之前与你联系的营养师××。"	注意微笑、友好的眼神交流、面部表情和语音语调、握手
(2) 告知筛查目的	如:"你在电话中说最近精力不足、身体不适,我们先做一个简单的筛查,看看你是否存在慢性疲劳综合征或营养不良的风险。"	
2. 健康与亚健康主观测评　满足时画"√",不满足时画"×"。		
(1) 社会适应力良好	①你愿意挑战自己,完成有难度、比较繁重的任务吗? ②你感觉自己精力充沛,能够从容应对日常生活、学习和工作吗? ③你在新到一个城市或季节改变时,能很好地适应吗?	①从容不迫,勇于承担责任。 ②精力充沛,日常生活、学习和工作不感到有压力。 ③应变能力强,能适应环境的各种变化
(2) 心理健康	①你通常都感觉比较开心,生活很有乐趣吗? ②你睡眠好吗?	①处事乐观,态度积极。 ②善于休息,睡眠良好
(3) 生理健康	①你比身边人更容易感冒吗? ②营养师观察客户身材是否均匀,是否有消瘦或肥胖,站立时头是否正直,是否存在驼背、高低肩、脊柱侧弯等情况。 ③营养师观察客户眼睛是否明亮有神,是否有眼睑发炎、目赤眵多。 ④营养师观察客户头发是否浓密有光泽,少有头屑。 ⑤营养师观察客户牙齿,是否有龋齿、牙龈颜色是否正常、无出血。 ⑥营养师观察客户皮肤、肌肉,走路姿势	①具有抵抗一般疾病和传染病的能力。 ②体重适中,身材均匀,站立时头、肩、臂位置协调。 ③眼睛明亮,反应敏锐,眼睑不发炎。 ④头发具有光泽而少有头屑。 ⑤牙齿清洁,无空洞、无痛感,齿龈颜色正常,不出血。 ⑥肌肉、皮肤有光泽有弹性,走路感觉轻松
健康状态评价	全部满足时评价为"健康",否则为"亚健康"。 如:①你现在很健康,请继续保持。 ②你目前处于亚健康状态,没有明确疾病,但有活力下降、适应力下降的情况,我们可以通过饮食运动等生活方式进行调整,下面我们再进行慢性疲劳综合征和营养不良风险的筛查,以便进一步明确亚健康状态的程度	

续表

操作步骤	操作程序	备注
3. CFS 测评		
（1）CFS 的主要诊断标准	①你有持久或反复发作的疲劳，并持续 6 个月以上吗？ ②你有去医院检查吗？检查结果怎样？（排除引起慢性疲劳的各种器质性疾病，如风湿性疾病、内分泌疾病、恶性肿瘤、多发性硬化等）	满足 2 项"主要诊断标准"，直接确诊为 CFS，不用进行"症状标准"筛查
（2）CFS 的症状标准	①当你体力或心理负担过重时，会出现不易解除的疲劳吗？ ②你会无缘无故出现肌无力吗？ ③你有失眠多梦或早醒，或睡眠后仍觉得精力不足的情况吗？ ④你有经常头胀、头晕或头痛的情况吗？ ⑤你会经常注意力不能集中，或感觉有记忆力减退的情况吗？ ⑥你有食欲不振、不想吃饭的情况吗？ ⑦你有肩背、胸部、腰背、关节等身体疼痛、紧缩或不适的情况吗？你以前有过风湿或外伤史吗？ ⑧你有心情抑郁、焦虑或紧张、恐惧的情况吗？ ⑨你有对以前的爱好或感兴趣的事情，现在却提不起兴趣的情况吗？ ⑩（仅适用于已婚的成人）你的夫妻生活正常吗？ ⑪你觉得自己有低热吗？ ⑫你有咽干、咽痛或喉部有紧缩感吗？	满足 8 项以上单纯症状标准，即可确诊为 CFS
亚健康状态评价	如：①你的亚健康状态不严重，主要表现为＿＿＿＿＿，处理得当身体可向健康转化，但如果得不到及时有效的纠正，也可能加重，所以咱们一起努力吧。 ②你现在处于持续的、症状突出的亚健康状态，也称为"慢性疲劳综合征"，我们通过饮食、运动的调整，是可以恢复健康的；但如果不重视，则可演变成慢性病，甚至引起"过劳死"，你一定要重视啊	
4. 营养不良风险筛查		
（1）BMI（kg/m²）	你的身高、体重是多少？我们计算一下你的体重指数	赋分标准： 0 分 1 分 2 分 ＞20 18.5～20 ＜18.5

续表

操作步骤	操作程序	备 注
（2）过去3~6个月体重下降程度	①你过去3~6个月，有体重下降吗？ ②你原来的体重是多少？现在呢？	赋分标准： 0分　　1分　　2分 <5%　5%~10%　>10%
（3）疾病原因导致近期禁食时间	如果有：你因疾病原因导致近期禁食多长时间了？	赋分标准： ≥5天　2分；否则　0分
评价标准及建议	0分：低风险，定期复查（住院患者每周一次，护理院居民至少每月一次，社区居民每年一次）。 1分：中风险，连续3天记录饮食及液体摄入量，必要时饮食指导，定期复查。（住院患者每周一次，护理院、社区居民每月一次）。 2分：高风险，进一步营养评估或会诊，先膳食管理，后强化食品或补充性营养支持，监测、评估治疗计划，定期复查（住院患者每周一次，护理院、社区居民每月一次）	
5. 运动风险因素分级		
（1）是否存在已知的心血管、肺脏（呼吸系统）和（或）代谢疾病	你是否被确诊过有以下疾病： ①心血管疾病：心脏、外周血管疾病或脑血管疾病。 ②肺脏疾病：慢性阻塞性肺疾病、哮喘、间质性肺病或囊性纤维化。 ③代谢性疾病：糖尿病（1型或2型）、甲状腺功能异常、肾脏或肝脏疾病	有1项即为"运动高风险人群"； 没有——继续进行筛查（2）
（2）是否存在心血管、肺部疾病或代谢疾病的主要症状或体征	你是否出现过以下表现： ①胸部、颈部、下颌、手臂、手指、肩胛间阵发性疼痛，由运动、用力、激动、寒冷、饱餐等诱发。 ②休息或轻微运动时呼吸困难。 ③头晕眼花或晕厥。 ④端坐呼吸或阵发性呼吸困难。 ⑤脚踝水肿。 ⑥心悸或心动过速。 ⑦间歇性跛行。 ⑧明确的心脏杂音。 ⑨正常活动出现的异常疲劳或气短	有1项即为"运动高风险人群"； 没有——继续进行筛查（3）

续表

操作步骤	操作程序	备 注
（3）心血管疾病（CVD）风险因素筛查	①年龄：男性≥45岁，女性≥55岁。 ②家族史：父亲和亲兄弟在55岁前，或母亲和亲姐妹在65岁之前出现心肌梗死、冠状动脉支架或搭桥手术，或猝死。 ③吸烟史：吸烟，或过去6个月内戒烟，或二手烟。 ④久坐少动的生活方式：至少3个月，每周少于3天、每天少于30 min中强度体力活动（如快步走）。 ⑤肥胖：BMI≥28 kg/m²，或男性腰围＞85 cm，女性腰围＞80 cm。 ⑥高血压。 ⑦血脂异常。 ⑧糖尿病前期：空腹血糖6～7 mmol/L，糖耐量试验餐后2 h血糖7.8～11.1 mmol/L。 ⑨高密度脂蛋白（HDL）≥1.55 mmol/L	判断标准： ①～⑧，每存在一项"+1分"； ⑨存在时"－1分" 总分≥2为中风险 总分＜2为低风险
确认客户运动风险因素分级及建议	你的运动风险因素分级：□高风险 □中风险 □低风险 基于风险因素分级的运动测试与医务监督建议如下： ①低风险：进行中、高强度运动/体力活动前，不用进行体格检查、运动试验，不用在医生监督下进行运动。 ②中风险：建议进行高强度运动项目前进行体格检查，中强度运动项目前，不用进行体格检查、运动试验，不用在医生监督下进行运动。 ③高风险：建议进行中、高强度运动项目前，进行体格检查、运动试验，并在医生监督下进行运动。 注释：VO_2R（储备摄氧量）；MET（代谢当量）。 中强度运动：40%～60% VO_2R；3～6 MET；能引起心率和呼吸增加； 高强度运动：≥60% VO_2R；≥6 MET；能引起心率和呼吸显著增加	

- 操作后

确定健康状况	（1）确认客户目前的健康状况，并适当解释。 （2）再次确认客户的营养干预目标和注意事项	
信息反馈	继续进行营养运动测试与评估	

任务评价

"健康与亚健康状况评估和营养运动风险筛查"任务学习自我检测单

姓名：	专业：	班级：	学号：
评 价 项 目		评　价	如 何 改 善
氛围如何？ 客户是否出现不耐烦的情绪？ 我是如何调节的？			
我是否获得了所需的所有信息？			
有哪些信息遗漏？我是如何补救的？			
我是否引导客户完成了健康与亚健康状况的主观评估？			
我是否引导客户完成了慢性疲劳综合征(CFS)测评？			
我是否引导客户完成了营养不良风险评估？			
我是否引导客户完成了运动风险因素分级？			

参考1

健康与亚健康主观测评

WHO提出并沿用至今的关于健康的10个标志如下。

(1) 有充沛的精力,能从容不迫地担负日常生活和繁重工作,且不感到过分紧张与疲劳。
(2) 处事乐观,态度积极,乐于承担责任,事无大小不挑剔。
(3) 善于休息,睡眠好。
(4) 应变能力强,能适应外界环境的各种变化。
(5) 能够抵抗一般性感冒和传染病。
(6) 体重适当,身体匀称,站立时头、肩、臂位置协调。
(7) 眼睛明亮,反应敏捷,眼睑不易发炎。
(8) 牙齿清洁,无龋齿,不疼痛,牙龈颜色正常,无出血现象。
(9) 头发有光泽,无头屑。
(10) 肌肉丰满,皮肤有弹性。

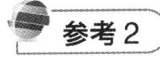

慢性疲劳综合征(CFS)测评表

分　类	表　现
CFS的主要诊断标准	(1) 持久或反复发作的疲劳,持续6个月以上。 (2) 根据病史、体征或实验室检查结果,可以排除引起慢性疲劳的各种器质性疾病(如风湿性疾病、内分泌疾病、恶性肿瘤、多发性硬化等)

续表

分　类	表　　现
CFS的症状标准	（1）体力或心理负担过重引起不易解除的疲劳。 （2）没有明确原因的肌无力。 （3）失眠多梦或早醒，睡眠后精力不能恢复。 （4）头胀、头晕或头痛。 （5）注意力不能集中，记忆力减退。 （6）食欲不振。 （7）肩背部不适，胸部有紧缩感，或有腰背痛、不定位的肌肉痛和关节痛，无明确的风湿或外伤史。 （8）心情抑郁、焦虑或紧张、恐惧。 （9）（生活、学习、工作、业余爱好等）兴趣减退或丧失。 （10）（成人）性功能减退。 （11）低热。 （12）咽干、咽痛或喉部有紧缩感

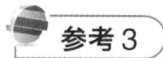

营养不良通用筛查工具（MUST）

评分项目	分　值			评　分
	0分	1分	2分	
BMI(kg/m^2)	＞20	18.5～20	＜18.5	
过去3～6个月体重下降程度	＜5％	5％～10％	＞10％	
疾病原因导致近期禁食时间			≥5天	
合计总评分				

项目二

营养评估与诊断

营养评估是通过膳食调查、体格检查、临床检查、实验室检查，结合客户个人病史等多种评价手段，综合判断人体营养状况，估计营养不良的危险性，确定营养不良的类型和程度。营养评估要收集的数据有以下五类。

（1）通过面谈获得饮食史。

（2）体格检查，如身高、体重和体重指数。

（3）营养不良的临床检查，即由机体长期缺乏某种或数种营养素而引起的一系列临床症状和体征。

（4）实验室检查，如医学检测指标和诊疗记录。

（5）客户个人史、病史、家族史等资料。

应分析获得的数据，并与相应的正常值进行比较。评估时，营养师可事先收集对后续治疗可能产生影响的数据或信息，如医疗记录，医疗记录中无法获得的信息可以通过当面询问获得。

任务一 膳食习惯与食物频率法调查与评估

> **学习目标**
>
> - 能应用询问法引导客户回忆过去一年或半年中对各种食物的平均食用次数和平均每次食用量。
> - 能运用食物频率法调查数据判断客户的膳食结构和饮食习惯。

任务导入

1. 任务描述 王女士，45 岁，公司职员。身高 157.5 cm，体重 76.2 kg，患有高血压，已婚，有一个念高中的孩子，想通过减肥来控制血压，寻求营养师帮助。

2. 任务目标

（1）通过询问法引导李女士回忆过去一年或半年中对各种食物的平均食用次数和平均每次食用量。

（2）对上述食物进行分类汇总，对李女士的膳食结构和饮食习惯进行评价。

任务分析

1. 相关术语　食物频率法,是以问卷形式进行膳食调查,估计客户在指定的一段时期内食用某些食物的频率的一种方法,根据每天、每周、每月甚至每年所食各种食物的次数或食物的种类来评价膳食营养状况。

2. 调查内容　食物频率法的问卷应包括三方面,一是食物名单;二是食用食物的频率,即在一定时期内所食某种食物的次数;三是每次食用的食物量或份额大小。

3. 调查时间　调查期的长短可从几天、1周、1个月或3个月到1年以上。客户可回答从1周到1年的各种食物的摄入次数,从每月吃1次到每天1次、每周6次或更多。

4. 应用范围　食物频率法可以得到不同人群一定时间内食物和营养素的平均摄入量,以研究既往膳食习惯和某些慢性病的关系。

任务实施

操作步骤	操作程序	备注
• 调查前准备		
设计调查表	(1) 表头:食物频率法调查表。 (2) 客户基本信息:姓名、性别、年龄、生理状况或疾病状况、劳动强度、个人编码、联系方式等。 (3) 调查表组成:膳食习惯调查表、食物频率法调查表。 (4) 调查内容:膳食习惯、食物名单、食用频率、每次食用量等	(1) 生理状况:正常、孕妇、乳母。 (2) 劳动强度:轻体力活动(办公室工作者、售货员、教师等);中体力活动(学生、司机、电工、车床操作者等);重体力活动(农民、炼钢者、采矿者、装卸工、舞蹈演员、体育运动员等)
• 操作中		
1. 开始　调查内容告知。		
(1) 问候和自我介绍	"早上好! 我是××,是一名营养师。"	注意微笑、友好的眼神交流、面部表情和语音语调、握手
(2) 告知调查目的	如:"上次我们谈到了你想减肥,我们要对你吃的食物做一个详细的评估,来看看是否能找到优化选择的方法。"	尽管闲聊对于发展和建设关系很重要,但是你的任务并不在此。不要花很长的时间来闲聊
(3) 简要介绍调查内容	如"请你回忆过去_____(时间)里,你的饮食习惯,以及你是否吃过以下食物,并估计这些食物的平均食用次数和平均每次食用量。"	时间:根据调查目的选择几天、1周、1个月、3个月或1年以上

续表

操作步骤	操作程序	备注
（4）膳食习惯调查	①你平时一天吃几餐？ ②你平时进餐时间规律吗？ ③你经常吃早餐吗？ ④你的晚餐吃得多吗？ ⑤你平时吃一顿饭的时间多长？ ⑥你经常吃加工食品吗？ ⑦你经常吃方便面、外卖或快餐吗？ ⑧你常吃瓜子、花生、松子等零食吗？ ⑨你喜欢喝水还是饮料？ ⑩你经常喝酒吗？ ⑪你习惯一边看电视一边吃零食吗？ ⑫你每天吃的食物种类多吗？	请进行开放性问答，参照《膳食习惯问卷》打分
（5）食物过敏史	①你是否有食物过敏史？ ②你有食物不耐受的情况吗？ ③你有做过食物不耐受IgG筛查吗？ ④你有忌口的食物吗？	未测过可忽略

2. 询问和记录客户的食物摄入信息　按食物种类顺序询问。

操作步骤	操作程序	备注
（1）谷薯类	如："你吃大米的次数是从不食用、每年几次、每月几次还是每周几次、每天几次？" "平均每次大约吃多少？" "你吃面粉的次数呢？" "每次大约吃多少？" "你平时经常吃杂粮或干豆吗？" ……	询问顺序：大米、面粉；杂粮（玉米、燕麦、荞麦、高粱、米仁等）；干豆类（绿豆、赤豆、芸豆等）；薯类
（2）奶豆类	如："你喝牛奶或者酸奶吗？" "多长时间喝一次？" "每次大约喝多少？" ……	询问顺序：牛奶；豆浆、豆奶；大豆制品
（3）动物性食物	如："你吃鸡蛋的次数是从不食用、每年几次、每月几次还是每周几次、每天几次？" "平均每次大约吃多少？" ……	询问顺序：鸡蛋；家禽类（鸡鸭等）；畜肉类（猪牛羊肉）；鱼虾水产类食物；动物内脏

续表

操作步骤	操作程序	备 注
(4) 蔬菜水果类	如:"你吃_____的次数是从不食用、每年几次、每月几次还是每周几次、每天几次？" "平均每次大约吃多少？" ……	询问顺序:菌类食物;水果;新鲜的深色蔬菜(绿叶菜、红黄色蔬菜、紫色蔬菜);新鲜的淡色蔬菜;腌制蔬菜
(5) 酒水类	如:"你每天大约喝几杯水？" "你使用多大杯子呢？" "你喝酒吗？一般喝什么酒？" "多长时间喝一次？" "每次大约喝多少？" ……	询问顺序:水(白开水、矿泉水、淡茶水);啤酒、果酒、白酒
(6) 油盐糖类	如:"你家里平常使用什么烹调油？" "大约多长时间使用1桶？"	
3. 计算		
(1) 定性评价	①计算食物消费种类,评价食物消费多样性。 ②计算食物消费频率,评价食物消费频率。 ③依据膳食宝塔,做出评价和建议	判断标准:每天的膳食应包括谷薯类(含全谷及杂豆类)、蔬菜水果类、禽畜肉蛋奶类、大豆坚果类等
(2) 定量评价	①计算食用量。 a. 将进食次数折算成统一单位:次/天。 平均每天食用次数＝每天食用次数＋每周食用次数/7＋每月食用次数/30＋每年次数/365; b. 计算某类食物的食用量:某类食物的食用量＝食用次数/天×平均每次食用量。 ②食物归类、汇总	①常利用 Excel 或营养计算软件进行计算。 ②鲜奶摄入量＝鲜奶量＋酸奶量＋奶粉量×7。 ③大豆及坚果摄入量＝大豆量＋豆腐量/4＋干豆腐量/2＋豆浆量/10＋坚果量。 ④蔬菜摄入量＝新鲜的绿黄色蔬菜＋新鲜的淡色菜＋菌藻类(鲜品或泡发)。 ⑤饮水量＝白开水量＋矿泉水量＋淡茶水量
(3) 评价和建议	依据《中国居民平衡膳食宝塔(2022)》对食物种类和食用量进行评价(健康成人标准)。 ①谷类:200～300 g(含全谷及杂豆类 50～150 g); ②薯类:50～100 g; ③蔬菜类:300～500 g(含深色蔬菜 300 g 以上); ④水果类:200～350 g; ⑤动物性食物:120～200 g(含每周至少 2 次水产品,每天 1 个鸡蛋); ⑥奶及奶制品:300～500 g; ⑦大豆及坚果类:25～35 g; ⑧盐＜5 g;油 25～30 g	

续表

操作步骤	操作程序	备注
（4）食物过敏与食物不耐受评估	你的食物过敏情况：＿＿＿＿＿＿＿＿＿＿＿＿＿＿＿＿＿ 食物不耐受情况，根据检测结果，高致敏食物：＿＿＿＿＿ 中致敏食物：＿＿＿＿＿＿＿＿＿＿＿＿＿＿＿＿＿＿＿ 低致敏食物：＿＿＿＿＿＿＿＿＿＿＿＿＿＿＿＿＿＿＿ 食物忌口情况：＿＿＿＿＿＿＿＿＿＿＿＿＿＿＿＿＿＿	
4.操作注意事项		
（1）回忆的技巧	①食物频率法建议按食物种类顺序调查，避免遗漏。 ②食物频率法调查中进食次数是"每年几次、每月几次还是每周几次、每天几次？"四列中只能选填一列	调查过程中保持友好、信任和接受的回应，如不时地点头。 需要避免的行为：不要给客户的描述做出"正确"或"错误"判断或表情暗示
（2）估计食物量的技巧	①应使用具有代表性的工具协助估计食物量，如食物模型、图谱及各种食品大小的参考重量。 ②熟悉客户常用容器和食物的容量和重量的大小，熟悉常用食物的生熟比和体积之间的关系	
（3）不适人群	7岁以下儿童和75岁以上老人	
• 操作后		
信息反馈	你的以下膳食习惯有利于维持健康，希望你继续保持：＿＿＿＿＿＿＿＿＿＿	包括膳食习惯调查和食物频率法调查结果
	你的以下不良膳食习惯可能导致营养干预计划失败：＿＿＿＿＿＿＿＿＿＿	
	及时与客户沟通，预约下次面谈时间或联系方式：＿＿＿＿＿＿＿＿＿＿	

任务评价

"膳食习惯与食物频率法调查与评估"任务学习自我检测单

姓名：	专业：	班级：	学号：
评价项目		评价	如何改善
氛围如何？轻松吗？ 有利于建立融洽关系吗？			
是否获得了所需的所有信息？			
有哪些信息遗漏？如何补救？			

续表

评价项目	评价	如何改善
我对客户膳食习惯的调查是否全面？		
我对食物量的估计是否准确？		
我对食物频率法调查结果的评价是否具体、准确？		
我根据调查结果提出的建议是否具有可操作性？		

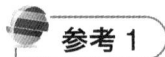

膳食习惯问卷

开放性问题	选项	分数	得分
1. 你平时一天吃几餐？	1天5~6餐	5分	
	1天4餐	3分	
	1天3餐	2分	
	1天2餐,有时1餐	0分	
2. 你平时进餐时间规律吗？	非常规律	5分	
	比较规律	3分	
	没有规律	0分	
3. 你经常吃早餐吗？	每天或几乎每天吃	5分	
	>3次/周	3分	
	<3次/周	2分	
	从不吃	0分	
4. 你的晚餐吃得多吗？	非常多,很容易吃多	0分	
	经常不吃晚餐	1分	
	一般,七八分饱	3分	
	吃得很少,清淡少油	5分	
5. 你平时吃一顿饭的时间多长？	20~30 min	5分	
	10~20 min	3分	
	5~10 min	2分	
	很快	0分	
6. 你经常吃加工食品吗？	经常吃	0分	
	一般,有时吃	2分	
	很少吃	3分	
	从不吃	5分	
7. 你经常吃方便面、外卖或快餐吗？	经常吃	0分	
	一般,有时吃	2分	
	很少吃	3分	
	从不吃	5分	

续表

开放性问题	选项	分数	得分
8. 你常吃瓜子、花生、松子等零食吗？	非常喜欢,经常停不了口	0分	
	讨厌,从不吃	1分	
	很少吃	2分	
	一般,有时吃	4分	
	经常吃,每次少量吃	5分	
9. 你喜欢喝水还是饮料？	雪碧、可乐等碳酸饮料	0分	
	咖啡或茶水	2分	
	鲜蔬果汁	3分	
	白开水或矿泉水	5分	
10. 你经常喝酒吗？	>3次/周,常醉	0分	
	喝白酒或啤酒,小于3次/周	2分	
	从不喝酒	3分	
	时常喝少量葡萄酒	5分	
11. 你习惯一边看电视一边吃零食吗？	经常	0分	
	有时会这样	2分	
	很少这样	3分	
	从不	5分	
12. 你每天吃的食物种类多吗？	种类非常多,超多12种	5分	
	一般,有时吃得比较齐全	3分	
	种类比较固定	2分	
	吃的种类很少	0分	
总分为60分,客户得分			

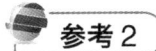

参考2

食物频率法调查表

姓名： 性别： 年龄： 生理状况： 劳动强度： 人日数： 个人编码：

类别	食物名称	是否吃	进餐次数				平均每次食用量/g
			次/天	次/周	次/月	次/年	
谷薯类	1. 精细米/粉						
	2. 杂粮(高粱/玉米/赤豆等)						
	3. 薯类(红薯/山药/土豆等)						
肉类	4. 猪肉/牛肉/羊肉/禽肉						
	5. 内脏类						
	6. 水产类						

续表

类 别	食物名称	是否吃	进餐次数				平均每次食用量/g
			次/天	次/周	次/月	次/年	
蛋类	7. 蛋类						
乳类	8. 鲜奶、酸奶						
	9. 奶粉						
豆类	10. 豆腐						
	11. 豆腐干/千张等						
	12. 豆浆						
	13. 大豆/黑豆						
	14. 坚果						
蔬菜类	15. 新鲜的深色蔬菜						
	16. 新鲜的淡色蔬菜						
	17. 菌藻类						
	18. 干菜						
果类	19. 新鲜水果						
	20. 果脯						
饮品	21. 白开水/天然水/矿泉水/淡茶水						
	22. 纯净水						
	23. 果酒						
	24. 白酒(□高度 □低度)						
	25. 啤酒						
食用油	26. 植物油						
	27. 动物油						
	28. 油炸面食/薯条						
盐	29. 盐/味精/鸡精						
	30. 酱油/大酱/咸菜/泡菜						
糖	31. 糖						
	32. 西式糕点/甜点						
	33. 果汁饮料/碳酸饮料						
营养补充剂	34. 钙剂						
	35. 维生素D/鱼肝油						
	36. 其他( )						
评价	食物种类						
	数量						

续表

类别	食物名称	是否吃	进餐次数				平均每次食用量/g
			次/天	次/周	次/月	次/年	
建议							

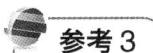

参考3

中国膳食平衡指数(DBI-16)的指标及取值方法

DBI指标	食物亚组	分值范围	取值方法
C1-谷类食物	C1-谷类食物	−12～12	1000 kcal：−12＝0 g，0＝75～95 g，12＞170 g； 1400 kcal：−12＝0 g，0＝125～175 g，12＞250 g； 2000 kcal：−12＜5 g，0＝225～275 g，12＞495 g； 2800 kcal：−12＜75 g，0＝350～400 g，12＞675 g
C2-蔬菜水果	C2-1-蔬菜	−6～0	1000 kcal：−6＝0 g，−1＝160～199 g(−1/40 g)，0≥250 g； 2000 kcal：−6＝0 g，−1＝360～449 g(−1/90 g)，0≥450 g
	C2-2-水果	−6～0	1000 kcal：−6＝0 g，−1＝120～149 g(−1/30 g)，0≥150 g； 2000 kcal：−6＝0 g，−1＝240～299 g(−1/60 g)，0≥300 g
C3-奶类和豆类	C3-1-奶类	−6～0	1000 kcal：0≥500 g，每减少100 g减1分，−6＝0 g； 1400 kcal：0≥350 g，每减少70 g减1分，−6＝0 g； 1600 kcal 以上：0≥300 g，每减少60 g减1分，−6＝0 g
	C3-2-豆类	−6～0	1000 kcal：0≥5 g，每减少1 g减1分，−6＝0 g； 1200 kcal：0≥15 g，每减少3 g减1分，−6＝0 g； 2000 kcal：0≥25 g，每减少60 g减1分，−6＝0 g
C4-动物性食物	C4-1-禽畜类	−4～4	1800/2200 kcal：−4＝0 g，0＝46～55/61～90 g，4≥100/150 g 每减(增)15/20 g减(增)1分
	C4-2-水产品	−4～0	−4≤5 g，−2＝25～49 g，0≥75 g
	C4-3-蛋类	−4～4	−4＝0 g，−2＝11～20 g，0＝31～50 g，2＝61～70 g，4≥90 g
C5-空能量食物	C5-1-烹调油	0～6	0≤25 g，1＝26～30 g，6≥50 g
	C5-2-酒精饮料	0～6	男：0≤25 g，每增加15 g加1分，6≥100 g； 女：0≤15 g，每增加10 g加1分，6≥65 g (10 g：20 mL＞38°白酒，100 mL 12°葡萄酒，300 mL 啤酒)

续表

DBI 指标	食物亚组	分值范围	取 值 方 法
C6-调味品	C6-1-糖	0～6	0≤25 g,每增加 5 g 加 1 分,6≥50 g
	C6-2-盐	0～6	0≤6 g,每增加 2 g 加 1 分,6>16 g
C7-食物种类		－12～0	≥12 种(进食量>25 g,大豆为 5 g),少 1 种减 1 分
C8-饮用水		－12～0	－12<100 mL,每减少 100 mL 减 1 分,0≥1200 mL
F1-谷薯类	F11-米及制品	－1～0	代表食物:米饭、粥、米制品
	F12-面及制品	－1～0	代表食物:馒头、面条、烙饼
	F13-粗粮	－1～0	玉米、大麦、小米、荞麦、绿豆、白薯、山药、芋头
F2-蔬菜水果	F21 深色蔬菜	－1～0	代表食物:菠菜、胡萝卜、西红柿
	F22-浅色蔬菜	－1～0	代表食物:白菜、黄瓜、泡菜
	F23-水果	－1～0	代表食物:新鲜水果、干果
F3-奶类和豆类	F31-豆类	－1～0	代表食物:黄豆、黑豆、豆腐、坚果
	F32-奶类	－1～0	代表食物:鲜奶、奶粉、酸奶、奶酪
F4-动物性食物	F41-畜肉	－1～0	代表食物:猪肉、牛肉、羊肉、动物内脏、香肠
	F42-禽肉	－1～0	代表食物:鸡肉、鸭肉、兔肉
	F43-蛋类	－1～0	代表食物:鸡蛋、鸭蛋
	F44-水产类	－1～0	代表食物:鱼、虾、蚌

说明:总分范围－72～44 分,0 分:膳食中既不存在摄入不足问题,又不存在摄入过量问题。

负端分:反映膳食中存在摄入不足的问题。

问题的程度:1～14 分较适宜,15～29 分低度摄入不足,29～43 分为中度摄入不足,43 分以上为高度摄入不足。

正端分:反映膳食中存在摄入过量的问题,以及问题的程度。

问题的程度:1～9 分为较适宜,10～18 分为低度摄入过量,19～27 分为中度摄入过量,27 分以上为高度摄入过量。

膳食质量距:将每个指标分值的绝对值相加,综合反映一个特定膳食中的问题。分值范围为 0～96。

分值判断标准:0 表示膳食中既不存在摄入不足问题,又不存在摄入过量问题。

1～19 分为较适宜,20～38 分为低度膳食失衡,39～57 分为中度膳食失衡,57 分以上为高度膳食失衡。

如果没有饮水量数据,分值范围为 0～84 分。

分值判断标准:1～17 分为较适宜,18～34 分为低度膳食失衡,35～50 分为中度膳食失衡,50 分以上为高度膳食失衡。

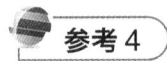
参考4

地中海膳食评分(Mediterranean diet score,MDS)

本评分表用于成人饮食习惯是否遵循地中海饮食,得分越高,依从性越好。

(1) 是否将橄榄油作为烹调脂肪的主要来源?   A. 是   B. 否

(2) 每天多少克消耗橄榄油(包括煎,沙拉,在外就餐等)? A.≥54 g B.<54 g
(3) 每天吃多少份蔬菜(每份为 200 g)? A.≥2 份 B.≤1 份
(4) 每天吃多少份水果(包括鲜榨果汁)? A.≥3 份 B.≤2 份
(5) 每天吃多少份红肉/汉堡/香肠(每份为 100～150 g)? A.0 份 B.≥1 份
(6) 每天吃多少份(人造)奶油/黄油/乳酪(每份为 12 g)? A.0 份 B.≥1 份
(7) 每天都喝碳酸饮料和(或)含糖饮料吗? A.0 份 B.≥1 份
(8) 每周饮酒量为多少? A.≥700 mL B.<700 mL
(9) 每周吃多少份豆类(每份为 150 g)? A.≥3 份 B.≤2 份
(10) 每周吃多少份鱼/海鲜(鱼每份为 100-150 g;海鲜每份为 200 g)? A.≥3 份 B.≤2 份
(11) 每周吃几次(非自制)糕点/饼干/蛋糕? A.<2 次 B.≥2 次
(12) 每周吃多少份坚果(每份为 30 g)? A.≥3 份 B.≤2 份
(13) 喜欢吃鸡/火鸡/兔肉,而不是牛肉/猪肉/汉堡/香肠吗? A.是 B.否
(14) 每周吃多少次水煮蔬菜/意大利面/米饭或由橄榄油炒的番茄/大蒜/洋葱/韭菜? A.≥2 次 B.<2 次

说明:A 1 分,B 0 分,14 分为地中海饮食,9～14 分为高依从性,8 分以下为低依从性。

任务二 24 h 膳食回顾调查与评估

学习目标

- 能应用询问法引导客户尽可能准确地回顾前一段时间(一般是连续 3 天)的食物消耗量。
- 能使用《食物成分表》和 Excel,计算和评价客户每天各种营养素的摄入量。

任务导入

1. 任务描述　李女士,45 岁,公司职员。身高 157.5 cm,体重 76.2 kg,患有高血压,已婚,有一个念高中的孩子,想通过减肥来控制血压,寻求营养师帮助。

2. 任务目标

(1) 通过询问法引导李女士尽可能准确地回忆过去 24 h 内食物消耗情况。

(2) 对上述食物进行分类汇总,应用营养软件或 Excel 对李女士的膳食结构和营养素摄入水平进行评价。

任务分析

1. 相关术语

(1) 24 h 回顾法:通过询问客户 24 h 内实际的膳食摄入状况,对其食物摄入量进行计算的

一种方法。

(2) 24 h:通常是从调查时间点开始向前推 24 h,包括早、午、晚三餐,及除正餐以外所有的食物和饮料。

(3) 调查时间:一般选用连续 3 天 24 h 回顾法,即每天询问客户 24 h 内的进餐情况,连续进行 3 天。通常选择相连的 2 个工作日和 1 个休息日。

2. 调查内容 必须包括客户的基本信息、进餐时间、食物名称、原料名称及原料重量,可选项:是否可食部、进餐地点、制作方法等信息。

3. 24 h 回顾法的基本步骤 每次进行 24 h 回顾法膳食调查可以分为三个部分:①工作准备;②现场调查;③计算。

> 任务实施

操作步骤	操作程序	备 注
• 调查前准备		
1. 设计调查表	(1) 表头:24 h 回顾法调查表(包括目的、地点)。 (2) 客户基本信息:姓名、性别、年龄、生理状况或疾病状况、劳动强度、人日数、个人编码、联系方式等。 (3) 调查表内容:进餐时间、食物名称、原料名称、原料重量、是否可食部等。 (4) 解释说明。 (5) 试用及补充	人日数:收集到的食物消费信息能代表的客户用餐天数
2. 食物估计准备	(1) 辅助工具:食物模型、图谱、各种标准容器。 (2) 熟悉被调查地区的主副食品种、价格、常用容器容积、食物名称、食物重量与体积的关系,生熟比与体积的关系	能较准确地按照生食与熟食的体积估计食物的重量,需要日常的经验积累
3. 膳食评价工具	(1) 食物成分表。 (2) 计算软件	也可以使用营养计算软件或配餐软件
• 操作中		
1. 开始 调查内容告知。		
(1) 问候和自我介绍	"早上好! 我是××,是一名营养师。"	注意微笑、友好的眼神交流、面部表情和语音语调、握手
(2) 告知调查目的	如:"上次我们谈到了你想减肥,我们要对你吃的食物做一个详细的评估,来看看是否能找到优化选择的方法。"	闲聊对于发展和建设关系很重要,但是你的任务并不在此,不要花很长时间来闲聊

续表

操作步骤	操作程序	备注
（3）简要介绍调查内容	如："我们需要一起回顾过去24 h你都吃了哪些食物。"	要解释清楚其目的，否则客户可能不愿回应
2. 询问和记录客户的食物摄入信息　按进餐时间顺序询问。		
（1）早餐/午餐/晚餐	如："昨天早餐（午餐/晚餐），你是在家吃的，还是在外面吃的？" "你吃了什么主食？" "你能告诉我吃了多少吗？" "你吃的什么菜呢？是买的熟食，还是自己做的？你吃了多少？" "吃饭过程中，你喝了什么吗？吃水果了吗？"	（1）家庭共同进餐时，注意每名成员摄入食物的比例。 （2）多种原料组成的食物，如果不能在食物成分表中找到，应分别记录原料名称，并估计每种原料的重量。 （3）及时重复，利用手中的工具（包括营养师和客户的手）确认食物名称和量
（2）间餐	如："你在早餐和午餐之间（或午餐和晚餐/睡前）吃了什么食物吗？如水果、零食、饮品之类的。" "你能告诉我××大概有多大吗？"	零食不包括水，但膳食调查中应该调查水的摄入量
（3）补充和资料核查	①调味品和食用油的用量，可用称重法补充。 ②调查完成后，要及时对调查表内容进行检查和确认	按照食物成分表准确填写记录，注意不同地域食物的别名
3. 计算		
（1）计算每人每天平均各类食物的摄入量	①按照膳食宝塔，对同一类食物进行相加（M）。 ②计算调查期间进餐人日数之和（V）。 ③计算客户平均每天各类食物的摄入量：$m=M/V$	①所有乳制品按蛋白质含量折算成鲜奶量： 鲜奶量＝乳制品量×乳制品蛋白质含量/鲜奶蛋白质含量（3%） ②所有豆制品按照豆制品蛋白质含量折算成大豆量： 大豆量＝豆制品量×豆制品蛋白质含量/大豆蛋白质含量（35%）
（2）计算平均每天能量和营养素摄入量	$$I = \sum_{i=1}^{n} m_i \times A_i/100 \times B_i/100$$ 式中，I：客户平均每天某营养素摄入量； m_i：客户每天摄入某食物重量（g）； A_i：该食物的可食部； B_i：每百克食物某营养素的含量	①常利用Excel或营养计算软件进行计算。 ②某食物某营养素含量计算：在I所在单元格输入计算公式，m_i、A_i、B_i均为数字所在单元格。 ③合计：利用$\sum$命令

续表

操作步骤	操作程序	备 注
（3）评价和建议	①依据《中国居民平衡膳食宝塔》（2022）对食物种类和食用量进行评价。 ②能量及产热营养素根据设计目标进行评价。 ③其他营养素依据《中国居民膳食营养素摄入量》中的 RNI/AI 对营养素摄入量进行评价	①主要食物种类： 谷薯、干豆类：3 种及以上； 蔬菜、水果类：4 种及以上； 畜、禽、蛋、水产类：3 种及以上； 奶、大豆、坚果类：2 种及以上； 合计：12 种及以上。 ②能量及产热营养素标准目标值的 90%～110%。 ③其他营养素标准：90% RNI≤其他营养素≤UL
4.操作注意事项		
（1）回忆的技巧	①对于 24 h 回顾法，按时间顺序调查，每一餐可按食物种类顺序来帮助回忆。 ②对于每一餐，可按照主食、辅食、饮料、水果等依次帮助客户回忆，避免遗漏	调查过程中保持友好、信任和接受的回应，如不时地点头。 需要避免的行为：不要给客户的描述做出"正确"或"错误"判断或表情暗示
（2）估计食物量的技巧	①应使用具有代表性的工具协助估计食物量，如食物模型、图谱及各种食品大小的参考重量。 ②熟悉客户常用容器和食物的容量和重量的大小，熟悉常用食物的生熟比和体积之间的关系	
（3）不适人群	7 岁以下儿童和 75 岁以上老人	可在客户同意的情况下，使用称重法入户调查
• 操作后		
信息反馈	及时与客户沟通，预约下次面谈时间或联系方式	

任务评价

"24 h 膳食回顾调查与评估"任务学习自我检测单

姓名：	专业：	班级：	学号：
评价项目		评 价	如何改善
氛围如何？轻松吗？ 有利于建立融洽关系吗？			
是否获得了所需的所有信息？			
有哪些信息遗漏？如何补救？			

续表

评价项目	评 价	如何改善
我对食物量的估计是否准确？		
24 h 回顾法调查结果的评价是否具体、准确？		
我根据调查结果提出的建议是否具有可操作性？		

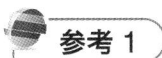

24 h 回顾法调查表（及举例）

姓名：　　性别：　　年龄：　　生理状况：　　劳动强度：　　人日数：　　个人编码：

进餐时间	食物名称	原料名称	原料重量/g	进餐地点	是否可食部
早餐	米粥	大米	25	1	是
	包子	牛肉	25	1	是
		白菜	25	1	否
		面粉	50	1	是
上午零食					
午餐					
下午零食					
晚餐					
睡前加餐					

进餐地点选择：1.在家　2.单位/学校/幼儿园　3.饭馆/摊点/外卖　4.亲友聚会

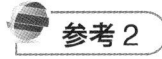

食物种类评估

食物类别	平均每天种类数	每周至少品种数	实际摄入种类	评 价
谷、薯、杂豆类	3	5		
蔬菜、水果类	4	10		

续表

食物类别	平均每天种类数	每周至少品种数	实际摄入种类	评价
畜、禽、鱼、蛋类	3	5		
奶、大豆、坚果类	2	5		
合计	12	25		

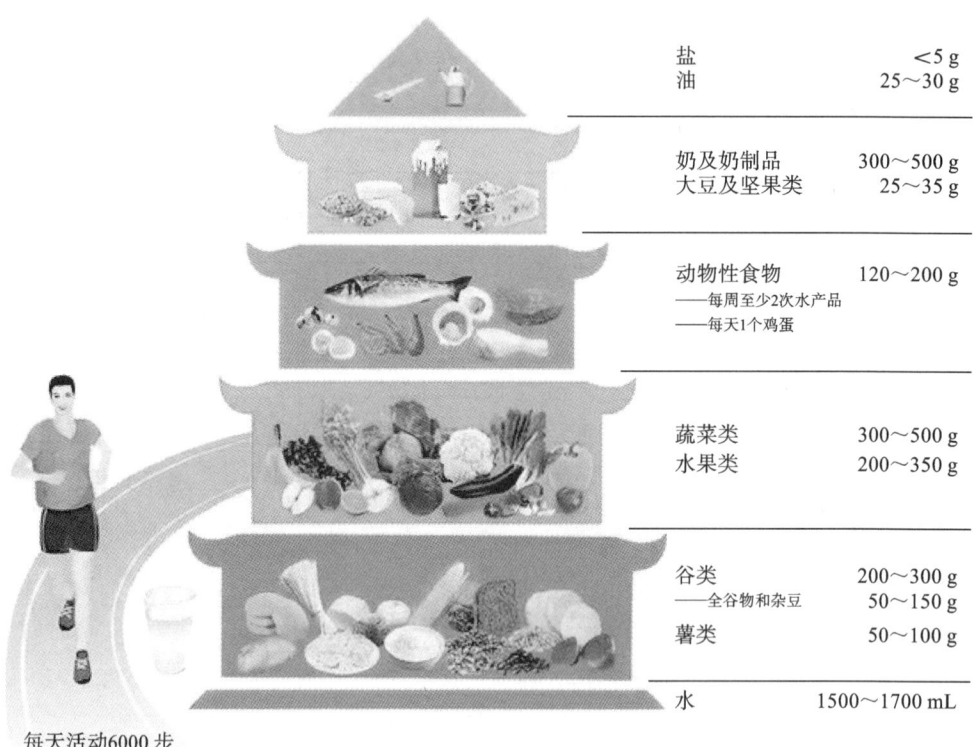

中国居民平衡膳食宝塔(2022)
Chinese Food Guide Pagoda(2022)

盐 <5 g
油 25～30 g

奶及奶制品 300～500 g
大豆及坚果类 25～35 g

动物性食物 120～200 g
——每周至少2次水产品
——每天1个鸡蛋

蔬菜类 300～500 g
水果类 200～350 g

谷类 200～300 g
——全谷物和杂豆 50～150 g
薯类 50～100 g

水 1500～1700 mL

每天活动6000步

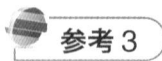 参考3

近期膳食能量与营养素摄入情况评估

平均每天总能量

目标能量摄入 /kcal	实际能量摄入 /kcal	差 距 /kcal

注:"+"为需要增加,"-"为需要减少。

餐次能量分布

餐次	实际能量摄入/kcal	占总能量百分比/(%)	推荐能量摄入/kcal	推荐占比/(%)	差距/kcal
早餐					
午餐					
晚餐					

注:"+"为需要增加,"-"为需要减少。

产热营养素分布

产热营养素	实际摄入量/g	占总能量百分比/(%)	推荐占比/(%)	推荐摄入量/g	差距/g
糖					
蛋白质					
脂肪					

注:"+"为需要增加,"-"为需要减少。

其他营养素摄入水平评估

营养素	膳食纤维/(g/d)	维生素A/(μgRAE/d)	维生素B_1/(mg/d)	维生素B_2/(mg/d)	钙/(mg/d)	钠/(mg/d)	……
实际摄入量							
推荐摄入量(RNI/AI)							
RNI%							

建议:

通过调查发现,你日常膳食可能存在以下问题:

你欠缺的食物类别:_____

欠缺食物类别的常见食材:_____

你摄入量过多的营养素:_____

建议减少摄入量的食材:_____

你摄入量不足的营养素:_____

建议增加摄入量的食材:_____

其他建议:_____

任务三　成人体格检查与评估

学习目标

- 能按测量方法及技术要求为客户准确测量身高、体重、腰围、臀围和皮褶厚度。
- 能正确使用人体成分分析仪和骨密度仪。
- 能为客户解读体格检查结果。

> 任务导入

1. 任务描述　李女士,45岁,公司职员。身高157.5 cm,体重76.2 kg,患有高血压,已婚,有一个念高中的孩子,想通过减肥来控制血压,寻求营养师帮助。

2. 任务目标

(1) 为李女士进行身高、体重、腰围、臀围、上臂围、皮褶厚度和体成分的测量。

(2) 对上述测量结果进行评价。

> 任务分析

1. 相关术语及分析

(1) 身高:站立位,足底到头顶最高点的垂直距离,适用于2岁以上人群。测量时客户应免冠、赤足、解开发髻,室温25 ℃左右。

(2) 体重:人体总重量(裸重)。测量应在清晨、空腹、排泄完毕后进行。

(3) 腰围:腋中线肋弓下缘和髂嵴连线中点的水平位置处体围周长。12岁以下儿童以脐上2 cm为测量平面。

(4) 臀围:经臀峰点水平位置处体围周长。

(5) 皮褶厚度:皮肤和皮下组织的厚度。常用测量部位包括三头肌、肩胛下和髂嵴上。

(6) 去脂体重:身体上除脂肪外的所有成分,即肌肉量和骨骼的总值。

(7) 体脂肪率(%):人体脂肪量在体重中所占比例。

(8) 体重指数/体质指数BMI(kg/m^2):体重(kg)与身高(m)的平方的比值。

(9) 超重和肥胖:由于体内脂肪的体积和(或)脂肪细胞数量的增加导致的体重增加,或体脂占体重的百分比异常增高,并在某些局部过多沉积脂肪,通常用BMI进行判定;脂肪在腹部蓄积过多称为中心型肥胖(central obesity),通常用腰围进行判定,人体成分分析仪中利用内脏脂肪与皮下脂肪的比值来评估,内脏脂肪评估值在0.4以上时为内脏肥胖。

(10) 人体成分分析仪:采用生物电阻抗法测定脂肪量、去脂体重、肌肉量、水分含量、蛋白质含量、无机质含量等体成分的仪器。

2. 调查内容　成人体格检查必须包括身高、体重、腰围、臀围和皮褶厚度,条件允许时可选测体成分和骨密度。

> 任务实施

(一) 身高

操作步骤	操作程序	备　注
• 调查前准备		
1. 营养师准备	(1) 测量工具准备:立柱式身高计安装。 (2) 记录客户一般信息	立柱式身高计: (1) 分度值0.1 cm。 (2) 有抵墙装置,滑板与立柱垂直,滑动自如

续表

操作步骤	操作程序	备 注
2. 客户准备	免冠、赤足,解开发髻	室温 25 ℃左右

- 操作中

操作步骤	操作程序	备 注
1. 客户体位	(1) 立正姿势,站在踏板上。 (2) 挺胸收腹,两臂自然下垂,脚跟靠拢,脚尖分开约 60°,双膝并拢挺直。 (3) 两眼平视正前方,眼眶下缘与耳廓上缘保持在同一水平面上。 注意:脚跟、臀部和两肩胛角三个点同时接触立柱,头部保持正立位置	双肩胛间 臀部顶点 足跟
2. 营养师	(1) 营养师手扶滑测板轻轻向下滑动,直到底面与客户头颅顶点相接触。 (2) 观察客户姿势是否正确,确认姿势正确后读数	
3. 读数与记录	(1) 读数时营养师的眼睛与滑测板底板底面在同一水平面上。 (2) 读取滑板底面对应立柱所示数值,以 cm 为单位,精确到 0.1 cm	

- 操作后

操作步骤	操作程序	备 注
测量结束	立即将滑测板轻推至安全高度,以免碰坏、伤人	

(二) 体重(body weight, BW)

操作步骤	操作程序	备 注
• 调查前准备		
1. 营养师准备	(1) 测量工具准备:经计量认证的体重秤;测量时将体重秤放置平稳并调零。 (2) 记录客户一般信息	体重秤: (1) 分度值≤0.1 kg。 (2) 使用前体重秤以 20 kg 标准砝码为参考物校准体重计,误差不得超过 ±0.1 kg
2. 客户准备	(1) 测量应在清晨、空腹、排泄完毕的状态下进行。 (2) 免冠、赤足、穿贴身内衣裤	室温 25 ℃左右
• 操作中		
1. 客户体位	(1) 平静站立于体重秤踏板中央。 (2) 两腿均匀负重	

续表

操作步骤	操作程序	备注
2.营养师	观察客户姿势是否正确,确认姿势正确后读数	
3.读数与记录	准确记录体重秤读数,精确到0.1 kg	

- 操作后

| 指标评价 | (1) 计算体重指数(body mass index,BMI):
$$BMI=体重(kg)\div身高(m)^2$$
(2) 依据BMI对成人体重分类。

\| 分类 \| BMI值/(kg/m^2) \|
\|---\|---\|
\| 肥胖 \| BMI≥28.0 \|
\| 超重 \| 24.0≤BMI<28.0 \|
\| 体重正常 \| 18.5≤BMI<24.0 \|
\| 体重过低 \| BMI<18.5 \| |

(三) 腰围(waist circumference, WC)

操作步骤	操作程序	备注
• 调查前准备		
营养师准备	(1) 测量工具准备:玻璃纤维软尺。 (2) 记录客户一般信息	无伸缩性软尺
• 操作中		
1.客户体位	(1) 客户取站立位。 (2) 两眼平视前方,自然均匀呼吸。 (3) 腹部放松,两臂自然下垂,双足并拢(两腿均匀负重)。 (4) 充分裸露肋弓下缘与髂嵴之间的测量部位	
2.营养师	(1) 在双侧腋中线肋弓下缘和髂嵴连线中点做标记(12岁以下儿童以脐上2 cm为测量平面)。 (2) 将软尺轻轻贴住皮肤,经过双侧标记点,围绕身体1周。 (3) 平静呼气状态下读数	腋中线 肋弓 髂嵴

续表

操作步骤	操作程序	备注
3. 读数与记录	（1）读数并记录，以 cm 为单位，精确到 0.1 cm。 （2）重复测量1次，2次测量的差值不得超过1 cm，取2次测量的平均值	
• 操作后		
指标评价	依据腰围直接判定成人中心型肥胖。 | 分类	腰围值/cm
---	---
中心型肥胖前期	85≤男性腰围＜90 80≤女性腰围＜85
中心型肥胖	男性腰围≥90 女性腰围≥85		

（四）臀围（hipline）

操作步骤	操作程序	备注
• 调查前准备		
1. 营养师准备	（1）测量工具准备：玻璃纤维软尺。 （2）记录客户一般信息	无伸缩性软尺
2. 客户准备	穿贴身内衣裤	室温25 ℃左右
• 操作中		
1. 客户体位	（1）客户取站立位，两眼平视前方，自然均匀呼吸。 （2）腹部放松，两臂自然下垂，双足并拢（两腿均匀负重）	
2. 营养师	（1）测量部位：臀部最高点平面体围。 （2）将软尺轻轻贴住皮肤，经过臀部最高点，围绕身体一周	
3. 读数与记录	（1）测量2次，2次差值不超过1 cm，取2次测量的平均值。 （2）以 cm 为单位，精确到 0.1 cm	
• 操作后		
测量结束	（1）反映髋部骨骼和肌肉的发育情况。 （2）计算腰臀比（waist to hip ratio，WHR），与腰围一起判断腹型肥胖： 　　　腰臀比（WHR）＝腰围（cm）÷臀围（cm） 正常成人腰臀比：男性＜0.9，女性＜0.85	

(五)上臂围(mid-arm circumference,MAC)

操作步骤	操作程序	备 注
• 调查前准备		
1. 营养师准备	(1)测量工具准备:玻璃纤维软尺。 (2)记录客户一般信息	无伸缩性软尺
2. 客户准备	充分裸露被测部位皮肤	
• 操作中		
1. 客户体位	(1)站立位,双足并拢,两眼平视前方。 (2)肩部放松,两臂垂放在身体两侧,掌心向前	
2. 营养师	(1)站在客户后方。 (2)在右臂三头肌位置上,右上臂肩峰与尺骨鹰嘴连线中点为测量点,用标记笔做标记。 (3)用软尺起始端下缘压在标记的中点处,水平绕上臂1周,软尺与皮肤应紧贴	
3. 读数与记录	(1)测量2次,2次差值不超过1 cm,取2次测量的平均值。 (2)以 cm 为单位,精确到0.1 cm	
• 操作后		
指标评价	(1)成人上臂围平均值:男27.4 cm;女25.8 cm。 (2)判断标准。营养正常:>标准值90%; 轻度营养不良:80%～90%; 中度营养不良:60%～80%; 严重营养不良:<60%	

(六)皮褶厚度(skin fold)

操作步骤	操作程序	备 注
• 调查前准备		
1. 营养师准备	(1)测量工具准备:专用皮褶测量卡尺(或皮褶测量游标卡尺)。 (2)记录客户一般信息	皮褶测量卡尺: (1)分度值0.1 cm。 (2)使用前需按要求校准仪器零点并调整压力

续表

操作步骤	操作程序	备注
2. 客户准备	充分裸露被测部位皮肤	

· 操作中

1. 三头肌皮褶厚度(triceps skin fold,TSF)测量

操作步骤	操作程序	备注
(1) 客户体位	①站立位,双足并拢,两眼平视前方。 ②充分裸露被测部位皮肤。 ③肩部放松,两臂垂放在身体两侧,掌心向前	
(2) 营养师	①站在客户后方。 ②在右臂三头肌位置上,右上臂肩峰与尺骨鹰嘴连线中点为测量点,用标记笔做标记。 ③在标记点上方约 2 cm 处,垂直于地面方向用左手拇指、食指和中指将皮肤及皮下组织夹提起来,形成的皮褶平行于上臂长轴。 ④右手握皮褶计,钳夹部位距拇指 1 cm 处,慢慢松开手柄后迅速读取刻度盘上的读数	
(3) 读数与记录	①以 mm 为单位,精确到 1 mm。 ②连续测量 2 次,若 2 次误差超过 2 mm需测第 3 次。 ③取 2 次最接近的数值,求其平均值	

2. 肩胛下皮褶厚度测量

操作步骤	操作程序	备注
(1) 客户体位	①站立位,双足并拢,两眼平视前方。 ②充分裸露被测部位皮肤。 ③肩部放松,两臂垂放在身体两侧,掌心向前	

续表

操作步骤	操作程序	备 注
(2) 营养师	①站在客户后方。 ②触摸到右肩胛下角,在此点用标记笔做标记。 ③左手拇指和食指提起并捏住标记处皮肤及皮下组织,形成的皮褶延长线上方朝向脊柱,下方朝向肘部,形成45°角。 ④右手握皮褶计,钳夹部位距拇指1 cm处,慢慢松开手柄后迅速读取刻度盘上的读数	
(3) 读数与记录	同前	
3. 髂嵴上皮褶厚度测量		
(1) 客户体位	①站立位,双足并拢,两眼平视前方。 ②被测部位充分裸露。 ③肩部放松,两臂垂放在身体两侧	
(2) 营养师	①站在客户右前侧。 ②触摸到右髂前上棘,在此点用标记笔做标记。 ③左手拇指、食指和中指轻轻提起并捏住标记处皮肤及皮下组织,形成的皮褶延长与身体长轴成45°角。 ④右手握皮褶计,钳夹部位距拇指1 cm处,慢慢松开手柄后迅速读取刻度盘上的读数	
(3) 读数与记录	同前	

- 操作后

指标评价	(1) 估计成人脂肪储备:

测量部位		中等	肥胖	消瘦
两处相加 (如三头肌+肩胛下)	男	10～40 mm	>40 mm	<10 mm
	女	20～50 mm	>50 mm	<20 mm

注:<5 mm 无脂肪可测。
(2) TSF 是最常用的评价脂肪储备及消耗的良好指标:
男性:8.3 mm;女性:15.3 mm。
(3) 计算上臂肌围(mid-arm muscle circumference,MAMC):
上臂肌围(cm)=上臂围(cm)−3.14×三头肌皮褶厚度(cm)
成人上臂围平均值:男:25.3 cm;女:23.2 cm。
评价标准。营养正常:>标准值90%;
轻度营养不良:80%～90%;
中度营养不良:60%～80%;
严重营养不良:<60%

（七）体成分分析

操作步骤	操作程序	备 注
• 调查前准备		
1. 营养师准备	（1）安装人体成分分析仪，连接电源，打开电源开关，与电脑、打印机等外部设备连接。 （2）系统设置。 ①在初始画面依次按下"◀→1→2→3→4→▶"，则返回"系统设置"画面。 ②按实际需要通过菜单设置（日期/时间、衣服的重量、体重差值等），按下键盘上的"▶"选择所需菜单之后再按下"BACK"（或 SET）按钮开始设置。 ③按"NEXT"（或 CLOSE）返回菜单或初始菜单。 （3）电脑录入个人信息：ID、姓名、性别、出生年月、活动时间、身高	
2. 不宜人群	（1）身上有各种体内移植型医疗仪器及电子仪器的人。 （2）体内移植了人工心脏、人工心肺机等往体内传输电信号的医疗仪器或电子仪器的人。 （3）心脏上连接了装满溶液的导管或可导电用具及电子仪器等的人。 （4）使用各种用途的电刺激仪的人。 （5）孕妇使用前需向医生咨询	
3. 客户准备	（1）免冠、赤足，脱掉袜子。 （2）将手或脚等接触电极部分的汗或异物擦干净	
• 操作中		
1. 客户体位	（1）立正姿势。 （2）赤足站在脚板电极上，脚底均匀地接触上、下脚板电极。 （3）准确抓住手柄的电极，使手掌和手指均接触到两个电极，双臂自然伸直，双臂与躯体保持30°。 （4）身体不能移动，也不能说话，直到测定完毕	
2. 营养师	（1）指导客户正确站姿和准确抓住手柄电极。 （2）开始测定：将两边电极柄的开始按钮持续按下 2 s 左右。 （3）测量大约 1 min，提醒客户不要弯下胳膊或晃动，直到测量完毕	

续表

操作步骤	操作程序	备注
3. 读数与记录	确认分析结果或打印结果	
• 操作后		
测量结束	结果解读:体重、脂肪量、去脂体重、肌肉量、无机质含量、蛋白质含量、水分含量、脂肪评估、体型评估、节段评估、基础代谢量、身体年龄等。 (1) 人体水分含量:健康成人45%~65%。 (2) 体脂百分比: 	性别	低脂肪	正常	脂肪过多	肥胖	过于肥胖
---	---	---	---	---	---
男	<15%	15%~20%	20%~25%	25%~30%	>30%
女	<20%	20%~30%	30%~35%	35%~40%	>40% | (3) 内脏脂肪水平。 正常:1~4,皮下型;5~8,均衡型。 异常:9~10,警惕型;11~15,内脏肥胖型;16~20,内脏高度肥胖型。 (4) 肌肉量评价: 2018欧洲EWGSOP2骨骼肌肉量减少标准 | 项目	男性	女性
四肢骨骼肌量	<20 kg	<15 kg
四肢骨骼肌指数	<7.0 kg/m^2	<6.0 kg/m^2	 注:①四肢骨骼肌指数(ASMI)=四肢骨骼肌质量(kg)/身高^2(m^2); ②EWGSOP2骨骼肌减少症共识中,强调关注低肌力作为骨骼肌减少症的一个关键特征,利用低肌肉数量和质量的检测来确诊骨骼肌减少症,并将身体表现不佳确定为严重骨骼肌减少症的标志	

任务评价

"成人体格检查与评估"任务学习自我检测单

姓名:	专业:	班级:	学号:

评价项目	评价	如何改善
与客户沟通融洽吗?		
我能否正确准备各种测量工具?		
我对身高的测量是否准确?我注意到"三点靠立柱,两点呈水平"了吗?		
我对体重的测量是否准确?我注意到测量时间了吗?		
我对腰围、臀围、上臂围的测量是否准确?我的定位准确吗?软尺的水平是否与身体垂直?		
我对皮褶厚度的测量是否准确?我的定位准确吗?		

评价项目	评价	如何改善
我对人体成分分析仪的操作是否正确?		
我能对测量结果进行分析、评价,并进行个体化建议吗?		

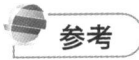

人体成分分析报告

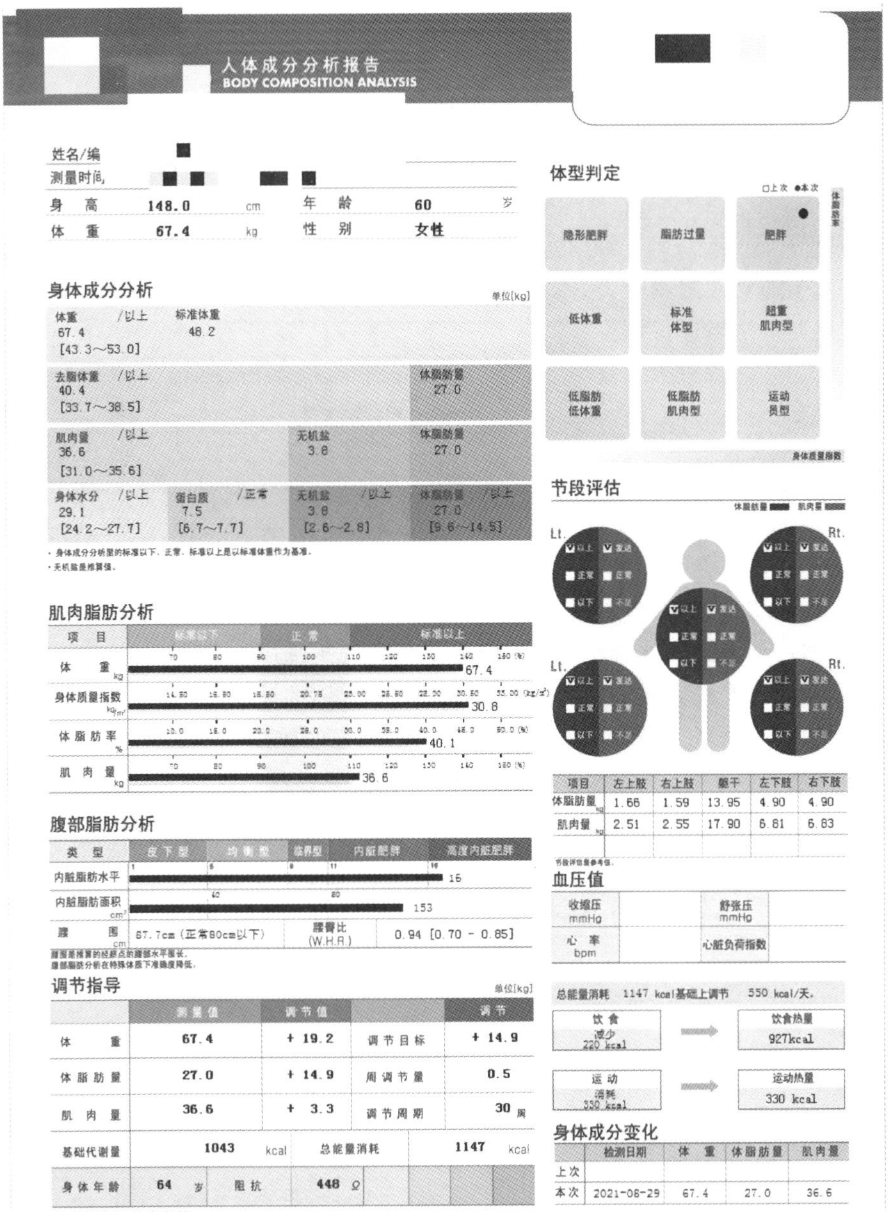

- 身体年龄是参考值
- 调节指导和能量处方是根据测试者提出的建议
  总能量消耗数据是计算值

任务四　婴幼儿体格测量与评估

> **学习目标**
> - 能按测量方法及技术要求为客户准确测量身长、体重、头围、胸围。
> - 能为客户解读体格测量结果。

任务导入

1. 任务描述　王女士的女儿1岁了,王女士觉得女儿发育有点慢,想请营养师看看女儿发育是否正常。

2. 任务目标
(1) 为王女士的女儿测量身长、体重、头围、胸围、腰围。
(2) 对上述测量结果进行评价。

任务分析

1. 相关术语及分析
(1) 身长:平卧位头顶到足跟的长度。2岁及以下婴幼儿测量,称为身长,2岁以上人群测量,称为身高。
(2) 体重:人体总重量(裸重)。
(3) 头围:眉弓上缘经过枕骨粗隆最高点水平位置的头部周长。
(4) 胸围:从两乳头线到后面两肩胛下角下缘绕胸1周的长度。
(5) 腰围:腋中线肋弓下缘和髂嵴连线中点水平位置的体围周长;12岁以下儿童以脐上2 cm为测量平面。

2. 调查内容　婴幼儿体格测量必须包括身高(长)、体重、头围和胸围,条件允许时可选测体成分和骨密度。

任务实施

(一) 身长

操作步骤	操作程序	备　注
• 调查前准备		
1. 营养师准备	(1) 准备测量工具:卧式量板(量床)。 ①将量板(量床)平稳放在桌面上。	卧式量板(量床): (1) 分度值0.1 cm。 (2) 测板摆幅<0.5 cm

续表

操作步骤	操作程序	备注
	②检查是否水平放置。 ③检查量板(量床)头板有无松动现象。 ④检查量板(量床)刻度的0点是否与头板的头顶面重合。 (2)记录客户一般信息:婴幼儿姓名、性别、出生年月	
2.客户准备	脱去婴幼儿的鞋帽和厚衣裤	室温25 ℃左右

- 操作中

操作步骤	操作程序	备注
1.客户体位	(1)使婴幼儿仰卧于量板(量床)中线上。 (2)助手固定婴幼儿头部使其接触头板。 (3)此时婴幼儿面向上,两耳在同一水平面上,两侧耳廓上缘与眼眶下缘的连线与量板(量床)垂直	
2.营养师	(1)营养师位于婴幼儿右侧。 (2)确定婴幼儿仰卧于量板(量床)中线,头顶至足跟在一条直线上,防止身体扭曲。 (3)左手置于婴幼儿膝部,使婴幼儿两腿平行伸直,双膝并拢并使之固定。 (4)右手滑动滑板,使之紧贴婴幼儿双足跟。 (5)当两侧标尺读数一致时读数	
3.读数与记录	读取滑板内侧数值,精确至0.1 cm	

- 操作后

操作步骤	操作程序	备注
测量结束	(1)绘制儿童生长曲线,反映儿童较长时间的营养状况。 (2)发育状况评价指标:年龄别身高。 | 等级	标准
---	---
上等	$>\overline{X}+2SD$
中上等	$\overline{X}+SD \sim \overline{X}+2SD$
中等	$\overline{X}-SD \sim \overline{X}+SD$
中下等	$\overline{X}-2SD \sim \overline{X}-SD$
下等	$<\overline{X}-2SD$ | (3)简单判断儿童生长发育情况。 0岁:50 cm; 前3个月:每月增长3~3.5 cm;	

续表

操作步骤	操作程序	备 注
测量结束	4～6个月:每月增长 2 cm; 7～12个月:每月增长 1～1.5 cm; 1岁:平均身高 75 cm; 1～3岁:增长 25 cm。 3岁至青春前期(12岁):身高(cm)=年龄×7+70	

(二) 体重

操作步骤	操作程序	备 注
• 调查前准备		
1. 营养师准备	(1) 测量工具准备:经计量认证的婴幼儿体重秤;体重秤放置平稳,校准并调零。 (2) 记录客户一般信息:婴幼儿姓名、性别、出生年月	体重秤: (1) 分度值≤0.1 kg。 (2) 每次移动体重秤后,需以 1 kg 标准砝码为参考物校准体重秤,误差不得超过±0.01 kg
2. 客户准备	(1) 测量应在空腹状态下进行。 (2) 尽量脱去全部衣裤	室温 25 ℃左右;冬季可用已知重量的毯子包裹婴幼儿
• 操作中		
1. 客户体位	(1) 将婴幼儿平稳置于体重秤上。 (2) 四肢不得与其他物体相接触	
2. 营养师	待婴幼儿安静时读数	
3. 读数与记录	准确记录体重秤读数,精确到 0.01 kg	如穿贴身衣物称量,应以称量读数—衣物估重=裸重
• 操作后		
指标评价	(1) 年龄别体重、身高别体重:反映儿童生长和营养状况。 ①标准差法评价。 | 等 级	标 准
---	---
上等	$>\overline{X}+2SD$
中上等	$\overline{X}+SD \sim \overline{X}+2SD$
中等	$\overline{X}-SD \sim \overline{X}+SD$
中下等	$\overline{X}-2SD \sim \overline{X}-SD$
下等	$<\overline{X}-2SD$ | ②Z评分法(适于 5 岁以下)。 　　Z评分=(实测值—参考人群中位数)/参考值的标准差 标准: >2:上等　1～2:中上等　-1～1:中等　-2～-1:中下等　<-2:下等	

操作步骤	操作程序	备 注
指标评价	③中位数百分数法。 Ⅰ°营养不良——参考标准体重中位数的75%~90%； Ⅱ°营养不良——参考标准体重中位数的60%~74%； Ⅲ°营养不良——参考标准体重中位数的60%以下。 (2) 简易判断法。 出生：3 kg(2.5~4 kg)； 出生后7天内：生理性体重下降(<10%)； 7~10天：恢复出生体重； 前6个月：每月增长0.6 kg； 后6个月：每月增长0.5 kg； 2岁至青春前期(12岁)：标准体重(kg)=年龄(岁)×2+8。 (3) Kaup指数(适用于学龄前儿童)。 $$Kaup指数 = 体重(kg) \div 身高(cm)^2 \times 10^4$$ | 评 价	Kaup指数
---	---
肥胖	>22.0
优良	22~19
正常	19~15
消瘦	15~13
营养不良	13~10
消耗性疾病	<10 | (4) Rohrer指数(适用于学龄儿、青少年)。 $$Rohrer指数 = 体重(kg) \div 身高(cm)^3 \times 10^7$$ | 评 价	Rohrer指数
---	---
过度肥胖	>156
肥胖	156~140
中等	140~109
瘦弱	109~92
过度瘦弱	<92		

(三) 头围

操作步骤	操作程序	备 注
• 调查前准备		
营养师准备	(1) 测量工具准备：玻璃纤维软尺。 (2) 记录客户一般信息	无伸缩性软尺

续表

操作步骤	操作程序	备注
• 操作中		
1. 客户体位	婴幼儿:坐位、卧位或立位均可	
2. 营养师	(1) 立于婴幼儿的前方或右方。 (2) 用左手拇指将软尺零点固定于头部右侧齐眉弓上缘处。 (3) 右手持软尺沿逆时针方向经枕骨粗隆最高处绕头部一圈	注意: (1) 测量时软尺应紧贴皮肤,左右两侧保持对称。 (2) 长发者应先将头发在软尺经过处向上下分开
3. 读数与记录	以 cm 为单位,精确到 0.1 cm	
• 操作后		
指标评价	出生头围:大约 34.3 cm; 1 个月:38.1 cm; 1 岁:46 cm(婴儿期头围平均每月增加 1 cm); 2 岁:48 cm; 5 岁:50 cm	

(四)胸围(chest circumference)

操作步骤	操作程序	备注
• 调查前准备		
1. 营养师准备	(1) 测量工具准备:玻璃纤维软尺。 (2) 记录客户一般信息	无伸缩性软尺
2. 客户准备	穿贴身内衣裤	室温 25 ℃左右
• 操作中		
1. 客户体位	婴幼儿:坐位、卧位或立位均可	
2. 营养师	(1) 营养师与助手分立于前后 (2) 营养师左手拇指固定软尺于: 婴幼儿平躺时——胸前右乳头上缘 婴幼儿站立后——胸前右乳晕下缘 (3) 右手拉软尺绕经右侧至后背。 (4) 助手以两肩胛骨下角下缘为准,经左侧回绕胸一圈。 (5) 软尺应与皮肤紧贴,并保持正确体位。 (6) 在婴幼儿平静呼吸状态下测量	

续表

操作步骤	操作程序	备 注
3.读数与记录	(1) 测量 2 次,取 2 次测量的平均值。 (2) 以 cm 为单位,精确到 0.1 cm	

• 操作后

指标评价	(1) 了解婴幼儿呼吸器官的发育程度。 (2) 表示胸腔容积、胸背肌发育和皮下脂肪蓄积状况的重要指标之一。 (3) 与婴幼儿头围一起评价。 出生:头围比胸围大 1~2 cm; 1 岁左右:大致相等; 12~21 个月:胸围超过头围(营养状态良好,时间可提前); 2 岁半时若胸围仍比头围小,提示营养不良或胸廓、肺发育不良	

任务评价

"婴幼儿体格测量与评估"任务学习自我检测单

姓名:	专业:	班级:	学号:
评价项目		评 价	如何改善
我与婴幼儿家长沟通融洽吗?			
我能否正确准备各种测量工具?			
我对婴幼儿身长的测量是否准确? 婴幼儿体位摆放正确吗? 婴幼儿头部接触头板了吗? 婴幼儿双膝固定了吗? 滑板紧贴婴幼儿双足跟了吗? 观察滑板两侧标尺读数了吗?			
我对婴幼儿体重的测量是否准确?			
我对头围、胸围的测量是否准确?我的定位准确吗?			
我能对测量结果进行分析、评价,并进行个体化建议吗?			

参考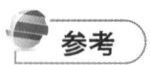

婴幼儿生长发育曲线

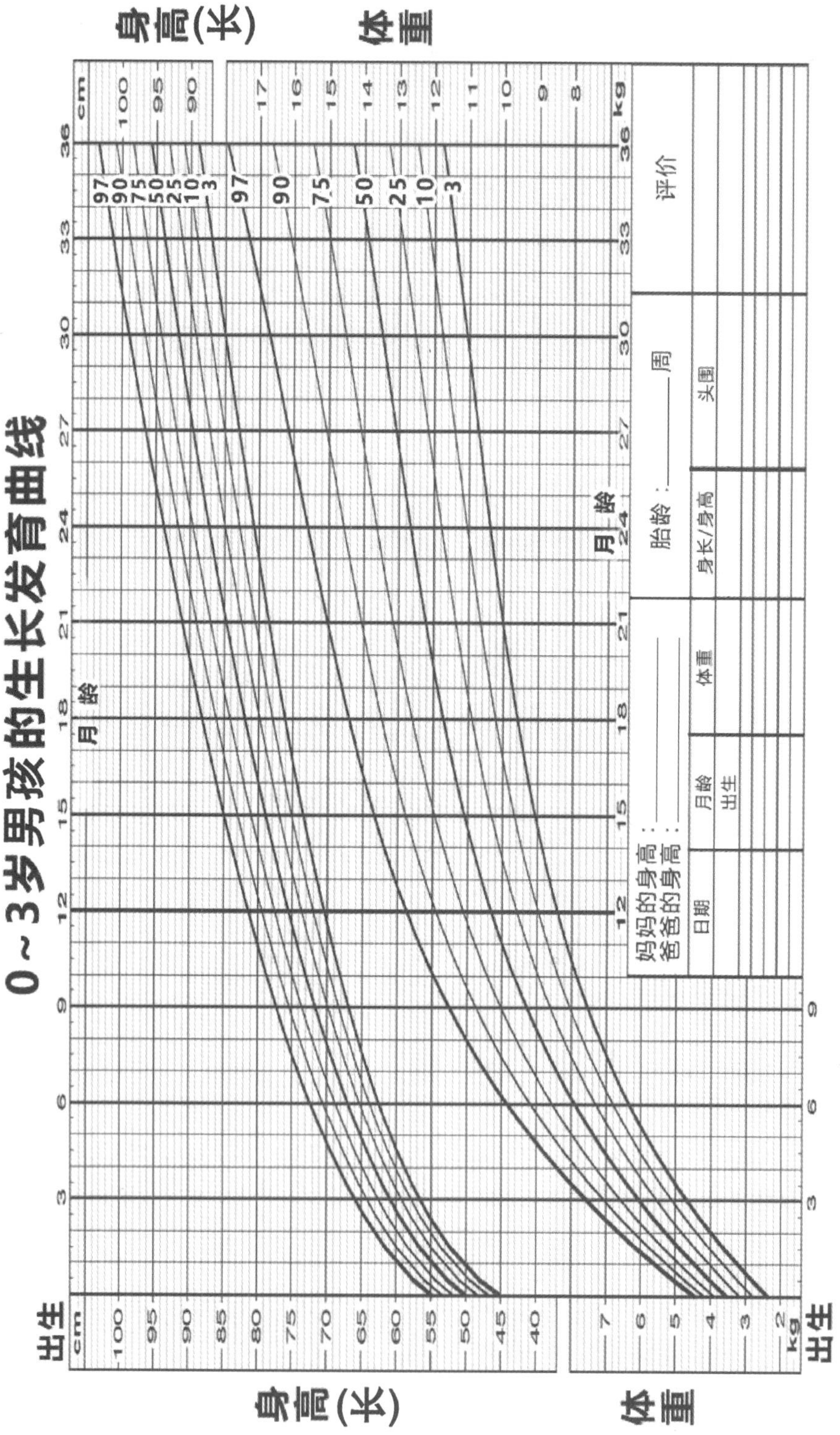

0~3岁男孩的生长发育曲线

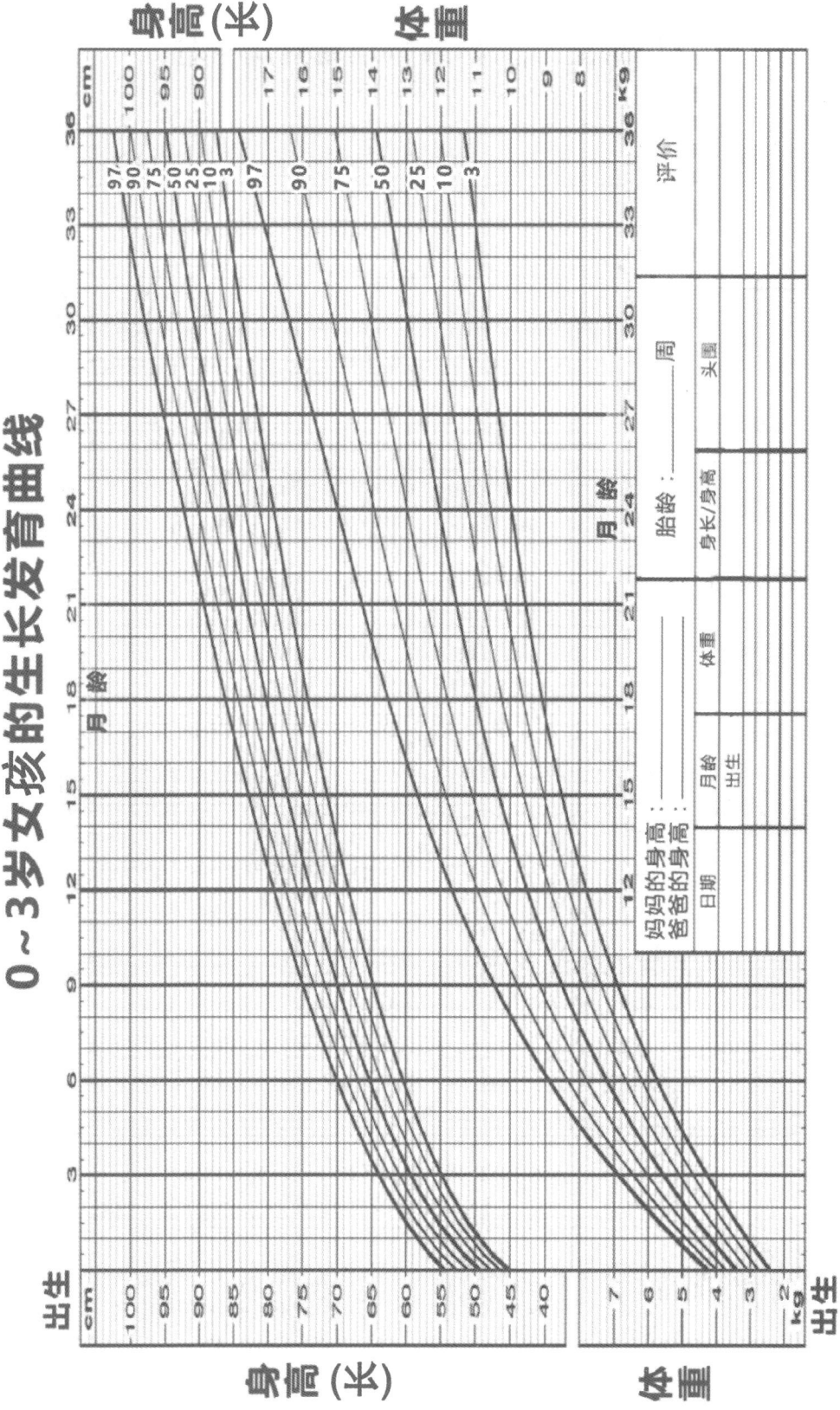

任务五　营养素缺乏调查与评估

学习目标

- 能引导客户完成营养素缺乏调查、体格检查和营养素缺乏评估。

任务导入

1. 任务描述　李女士,45 岁,公司职员。身高 157.5 cm,体重 76.2 kg,已婚,有一个念高中的孩子,由于工作压力和家庭方面的问题,持续精力不足、睡眠不佳、脱发、身体不适,自觉记忆力和注意力减退。

2. 任务目标　通过询问和观察引导李女士完成营养素缺乏调查、体格检查和营养素缺乏评估。

任务分析

1. 相关术语　为了区分营养代谢紊乱和营养不良,2015 年欧洲肠内肠外营养学会(European Society of Parenteral and Enteral nutrition,ESPEN)进一步规范了不同原因引起代谢紊乱的学术用语。

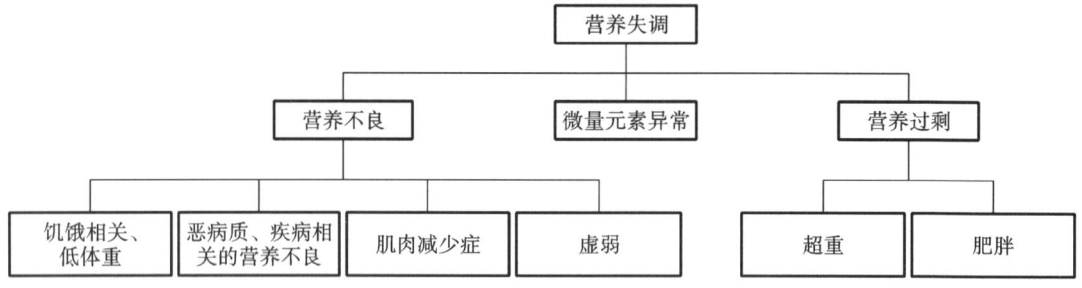

2. 引起营养素缺乏的主要原因

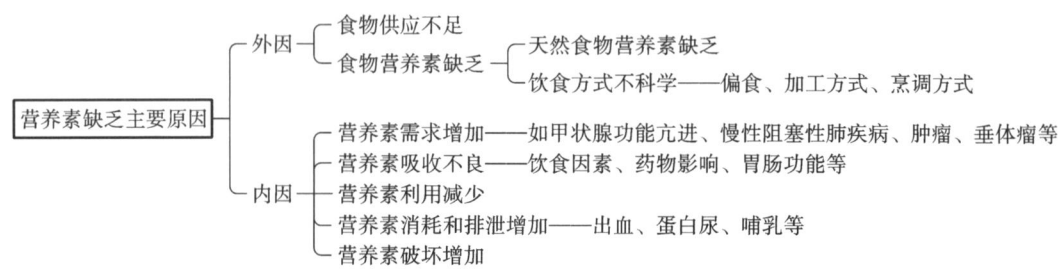

3. 常见临床体征与可能缺乏的营养素

部位	体　征	可能缺乏的营养素
全身	消瘦	能量、蛋白质、锌
	水肿	蛋白质、维生素 B_1
	贫血	铁、蛋白质、叶酸、维生素 B_{12}、维生素 B_6、维生素 B_2、维生素 C
皮肤	干燥,鳞状剥落	维生素 A、锌、EFA
	毛囊过度角化	维生素 A、必需脂肪酸、B 族维生素
	湿疹损害	锌
	瘀斑、瘀点	维生素 C、维生素 K
	脂溢性皮炎	维生素 B_2、维生素 B_{12}、维生素 B_6
	癞皮病皮炎	烟酸
	伤口愈合不良	蛋白质、锌、维生素 C
头发	枯黄、干燥、脆	蛋白质
	稀少、无光泽	蛋白质、维生素 A
	掉头发	蛋白质、锌、生物素
	发根色素丢失	蛋白质、铜
头颈	鼻衄	维生素 K
	甲状腺肿	碘
眼	比托斑、角膜干燥、夜盲	维生素 A
	球结膜苍白、蓝色巩膜	铁
	角膜血管形成	维生素 B_2
口腔	唇炎、口角炎	维生素 B_2
	舌炎(红、痛)	烟酸、叶酸、B 族维生素
	牙龈炎、牙龈出血	维生素 C
	味觉减退或障碍	锌
	龋齿	氟化物
	舌乳头萎缩、地图舌	铁、锌、维生素 B_2
骨骼	颅骨软化、方颅、鸡胸、串珠胸、O 形腿、X 形腿、易骨折	钙、维生素 D
	骨膜下出血	维生素 C
指甲	匙状甲	铁
	脆弱易碎	蛋白质
神经	感觉异常、四肢末端有蚁走感	维生素 B_1、维生素 B_6、维生素 B_{12}
	腓肠肌压痛	维生素 B_1
	虚弱、肌肉无力	能量、蛋白质、维生素 B_1、维生素 B_6、维生素 B_{12}、维生素 C
	抑郁	维生素 B_1、维生素 B_6、维生素 B_{12}、生物素

任务实施

操作步骤	操作程序	备注
• 调查前准备		
准备筛查表	营养素缺乏调查表	可以通过询问或客户自查完成
• 操作中		
1. 开始 调查内容告知。		
告知调查目的	如:"现在我们要做一个简单的调查,看看你是否缺乏某些营养素。"	注意微笑、友好的眼神交流、面部表情和语音语调
2. 营养素缺乏调查	满足时,在《营养素缺乏调查表》相应的评分上画"√"。	
(1) 营养师观察	①是否有肌肉松弛? ②是否有面色苍白? ③你的身高体重是多少?(营养师判断是否为肥胖) ④(仅限青少年)是否比同龄人矮小? ⑤(仅限育龄期女性)你是否有痛经或月经量比较多?	①B族维生素 ②铁 ③蛋白质、膳食纤维 ④蛋白质 ⑤铁
(2) 心理	①你觉得自己比身边人容易发怒、忧虑或紧张吗? ②你感觉工作或生活压力大吗? ③你经常感觉疲劳或情绪低落吗?	①B族维生素 ②抗氧化剂 ③铁
(3) 临床体征	①你有蛀牙吗? ②你有牙龈出血或牙龈过敏的情况吗? ③你身体容易出现瘀伤吗? ④你的皮肤有出现红色丘疹吗? ⑤你身体有伤口时,复原的时间会比身边人慢吗? ⑥你最近出现过肌肉震颤、抽搐或痉挛吗? ⑦你感觉眼睛干涩不适吗?(可能伴有眼痛) ⑧你的夜视能力比身边人差吗? ⑨(营养师观察和询问)是否有皮肤干燥或毛囊角化? ⑩(营养师观察客户双手指甲)是否两个以上指甲有白斑?	①钙 ②维生素C ③维生素C ④维生素C ⑤维生素C、蛋白质、锌 ⑥B族维生素、钙 ⑦维生素A ⑧维生素A ⑨维生素A ⑩锌

续表

操作步骤	操作程序	备 注
(4) 饮食与消化	①你吃饭会感觉有食欲吗？有恶心的感觉吗？ ②你有口淡无味，味觉异常或嗅觉减弱吗？ ③你饮食是否有规律？ ④你1周吃粗粮少于2次吗？ ⑤你每天水果蔬菜的摄入量能超过500 g吗？ ⑥你平时吃的肉类是以猪牛羊肉为主吗？ ⑦你不喝或很少喝牛奶吗？ ⑧你常喝浓茶或咖啡吗？ ⑨你每天都排大便吗？	①铁 ②锌 ③复合维生素 ④膳食纤维 ⑤复合维生素、膳食纤维 ⑥蛋白质 ⑦钙 ⑧钙 ⑨B族维生素、膳食纤维
(5) 病史	①你患有高血压吗？ ②你患有骨质疏松症吗？你曾经有骨折史吗？ ③你患有湿疹或皮炎吗？ ④你每年有超过3次的口腔溃疡或口角发炎吗？ ⑤你每年感冒会超过4次吗？ ⑥你患有脂肪肝吗？ ⑦你患有缺铁性贫血吗？	①钙 ②钙 ③B族维生素 ④B族维生素 ⑤维生素C、维生素A、蛋白质、锌 ⑥膳食纤维 ⑦铁
(6) 生活习惯	①你每周都有应酬吗？ ②你吸烟吗？ ③你饮酒吗？ ④你每月都有服药的情况吗？ ⑤你经常佩戴隐形眼镜吗？ ⑥你平均每天用电脑的时间超过3 h吗？ ⑦你经常健身吗？ ⑧你的运动强度比一般人大吗？ ⑨(营养师根据客户资料判断)是否生活在繁华大城市？	①B族维生素 ②复合维生素、抗氧化剂 ③B族维生素、复合维生素 ④复合维生素 ⑤维生素A ⑥维生素A、抗氧化剂 ⑦蛋白质 ⑧抗氧化剂 ⑨抗氧化剂

3. 营养素缺乏评估

营养素	B族维生素	维生素C	维生素A	复合维生素	抗氧化剂	蛋白质	膳食纤维	钙	铁	锌
总分	10	7	8	10	6	8	7	10	10	6
得分										

续表

操作步骤	操作程序	备注
• 操作后		
信息反馈	根据问卷测试结果,应当注重_____等营养素补充。 膳食方面,建议_____	注:表格中各列得分越接近相应列总分,说明此种营养素缺乏越严重

任务评价

"营养素缺乏调查与评估"任务学习自我检测单

姓名:		专业:		班级:		学号:	
评价项目				评 价		如何改善	
氛围如何? 客户是否出现不耐烦的情绪? 我是如何调节的?							
我是否获得了所需的所有信息?							
有哪些信息遗漏?我是如何补救的?							
我是否引导客户完成了调查与评估?							
我觉得调查表还可以有以下完善							

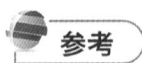

营养素缺乏调查表

症状或描述	B族维生素	维生素C	维生素A	复合维生素	抗氧化剂	蛋白质	膳食纤维	钙	铁	锌
肌肉松弛	1									
面色苍白									2	
肥胖						2	2			

续表

症状或描述	B族维生素	维生素C	维生素A	复合维生素	抗氧化剂	蛋白质	膳食纤维	钙	铁	锌
发育迟缓						1				
痛经或月经量过多									2	
易怒或忧虑或紧张	2									
工作或生活压力大					1					
疲劳或情绪低落									2	
龋齿								2		
牙龈出血或牙龈过敏		2								
容易皮下出血		1								
皮肤出现红色丘疹		1								
伤口复原缓慢		1				1				1
肌肉震颤、抽搐或痉挛	1							2		
眼干不适（可能伴有眼疼）			1							
夜视能力下降			2							
皮肤干燥，或毛囊角化			1							
2个以上的手指甲有白斑										2
食欲不振或恶心									2	
味觉或嗅觉减退										2
饮食不规律				2						
1周吃粗粮少于2次							1			
每天果蔬少于500 g				2			1			
肉类以猪牛羊肉为主					1					
不喝或很少喝牛奶								1		
常喝浓茶或咖啡								1		
便秘	1						2			
高血压								2		
骨质疏松症								2		
湿疹或皮炎	1									

续表

症状或描述	B族维生素	维生素C	维生素A	复合维生素	抗氧化剂	蛋白质	膳食纤维	钙	铁	锌
口腔溃疡或口角炎	1									
频繁感冒		2	2			1				1
脂肪肝						1				
缺铁性贫血									2	
经常应酬	1									
吸烟				2	2					
饮酒	2			2						
经常服药				2						
经常佩戴隐形眼镜			1							
用电脑时间长		1	1							
健身人群						2				
运动强度较大				1						
生活在繁华大城市					1					
总分	10	7	8	10	6	8	7	10	10	6
得分										

任务六　身体素质（运动能力）测试与评估

学习目标

- 能进行运动史调查。
- 能根据客户情况正确选择和进行心肺耐力评价项目的测试与评估。
- 能根据客户情况正确选择和进行肌肉适能评价项目的测试与评估。
- 能根据客户情况正确选择和进行身体柔韧性评价项目的测试与评估。
- 能根据客户情况正确选择和进行运动技巧类评价项目的测试与评估。

任务导入

1. 任务描述　李女士，45岁，公司职员。身高157.5 cm，体重76.2 kg，患有高血压，已婚，有一个念高中的孩子,想通过减肥来控制血压,寻求营养师帮助。

2. 任务目标

(1) 为李女士进行运动史调查。

(2) 为李女士选择适合的心肺耐力、肌肉适能、身体柔韧性和运动技巧类身体素质评价项目。

(3) 为李女士进行上述身体素质评价项目的测试与评估。

> 任务分析

1. 身体素质测试指标的选择

检 测 指 标		幼儿 (3~6岁)	成人 (20~59岁)	老人 (60~79岁)
身体机能	安静脉搏/(次/分)	√	√	√
	安静血压/mmHg		√	√
心肺耐力	肺活量/mL		√	√
	台阶试验/(mL/kg/min)		√	
	2 min 原地高抬腿/次			√
肌肉适能	握力/kg	√	√	√
	背力/kg		√	
	立定跳远/m	√		
	纵跳/cm		√	
	30 s 坐站/次			√
	俯卧撑(男)/跪卧撑(女)/次		√	√
	1 min 仰卧起坐/个		√	
身体柔韧性	坐位体前屈/cm	√	√	√
运动技巧类	双脚连续跳/s	√		
	15 m 绕障碍跑/s	√		
	走平衡木/s	√		
	闭眼单脚站立/s		√	√
	选择反应时/s		√	√

注:√表示该年龄组测试此指标。

2. 相关术语

(1) 肺活量:反映人体肺的容积和扩张能力。

(2) 台阶试验:反映人体心血管系统技能水平。

(3) 握力:反映人体前臂和手部肌肉力量。

(4) 俯卧撑/跪卧撑:反映人体上肢、肩背部肌肉力量及持续工作能力。

(5) 1 min 仰卧起坐:反映人体腰腹部肌肉的力量及持续工作能力。

(6) 立定跳远/纵跳:反映人体下肢肌肉力量和爆发力。

(7) 坐位体前屈:反映人体柔韧性。

(8) 双脚连续跳:反映人体协调性和下肢肌肉力量。
(9) 走平衡木/闭眼单脚站立:反映人体平衡能力。
(10) 选择反应时:反映人体神经与肌肉系统的协调性和快速反应能力。

> 任务实施

(一) 成人(20~59岁)

操作步骤	操作程序	备 注
• 调查前准备		
1. 营养师准备	(1) 测量工具准备:血压计、听诊器、肺活量计、台阶(男子台高 30 cm,女子台高 25 cm)、秒表、节拍器,握力计、电子纵跳仪、坐位体前屈测试仪、反应时测试仪,场地、垫子等。 (2) 记录客户一般信息	体质测定站必备的基本条件: (1) 有培训合格的体质测定人员。 (2) 有符合体质测试项目要求的器材和场地。 (3) 有符合伤害事故及时救护的条件。 (4) 有测试数据处理及健身指导的设备和人员
2. 客户准备	(1) 测试前保持安静状态,不要从事剧烈体力活动。 (2) 测试前 1 h 避免饱食、饮酒和咖啡。 (3) 穿着运动服和运动鞋参加测试	测试前需做《运动风险筛查》,高风险者需在医生指导下进行测试
• 操作中		
1. 运动史调查	(1) 客户运动史: □专业运动员 □运动爱好者 □没有运动史 (2) 运动类型(项目):_____ (3) 运动年限:_____ (4) 运动水平(获得过的最佳成绩):_____ (5) (近 3 个月内)运动频率:_____ (6) 运动具体情况及其他补充:_____	(1) 选择最符合的情况画"√"。 (2) 如打乒乓球。 (3) 如 1 年。 (4) 如单位比赛第 1 名。 (5) 如每天快走半小时。 (6) 测试前 2 h 内不要进行剧烈的身体运动。 (7) 客户应保持情绪稳定,不要说话,自然呼吸,不要屏气,上衣袖口不应紧压上臂。 (8) 血压较高者,应休息 10~15 min 后重新测量。 (9) 对血压持续超过正常范围者,要及时请现场医务人员观察情况,并停止其他指标的测试

续表

操作步骤	操作程序	备 注
2. 安静脉搏 3. 安静血压	(1) 客户坐位,右上臂前伸于血压计袖筒内,掌心向上自然放置,上臂加压点与心脏保持同一水平面。 (2) 按血压计上"开始"键,袖带自动充气加压测试,测量 2~3 次,间隔 1~2 min。 (3) 收缩压和舒张压测量值以 mmHg 为单位,安静脉搏以次/分为单位	
4. 肺活量测试	(1) 使用肺活量计测试。 (2) 测试时,客户深吸气至不能再吸气,然后将嘴对准肺活量计口嘴做深呼气,直至呼尽为止。 (3) 测试 2 次,取最大值,记录以 mL 为单位	注意事项: (1) 呼气不可过猛。 (2) 口嘴式捏住鼻孔防止漏气。 (3) 不得二次吸气。 (4) 口嘴为一次性或严格消毒
5. 台阶试验	(1) 使用台阶(男子台高 30 cm,女子台高 25 cm)、秒表和节拍器(频率为 120 次/分)或台阶试验仪测试。 (2) 测试时,客户直立站在台阶前方,按照节拍器发出的提示声做上下台阶运动。当节拍器发出第一声时,一只脚踏上台阶;发出第二声时,另一只脚踏上台阶,双腿伸直;发出第三声时,先踏上台阶的脚下台阶;第四声时,另一只脚下台阶。 (3) 连续重复 3 min 后,客户立刻静坐在椅子上,记录运动停止后 1~1.5 min、2~2.5 min、3~3.5 min 3 次脉搏数。 (4) 计算台阶指数: $$台阶指数 = \frac{运动持续时间(s)}{(3次测量脉搏数之和)} \times 100$$	注意事项: (1) 心血管疾病患者,不得进行此项测试。 (2) 3 次不能按照节拍器发出的节奏完成上下台阶或不能坚持运动,应立即停止运动,记录运动持续时间,并记录 3 次脉搏数,计算台阶指数

续表

操作步骤	操作程序	备 注
6. 握力	（1）使用握力计测试。测试前,客户转动握力计的握距调节钮,调至适宜握距。 （2）测试时,客户身体直立,两脚自然分开,与肩同宽,两臂斜下垂,掌心向内,用最大力紧握上下握柄。 （3）连续测试2次,取最大值。 （4）记录以 kg 为单位,精确到小数点后1位	注意事项： （1）用力时,禁止摆臂、下蹲或将握力计接触身体。 （2）如果客户分不出有力手,则双手各测试2次
7. 背力	（1）测试前,客户先做准备活动。 （2）两脚分开约 15 cm 站立在背力传感器的底盘上,两臂和两手伸直下垂于同侧大腿的前面。 （3）调节背力计拉链的长度,使背力计手柄到客户两手指尖高度。 （4）测试中,客户两臂伸直,掌心向内,紧握手柄,两腿伸直。 （5）当设备发出"第一次测试"指令后,客户上体绷直抬头,尽最大努力做背伸动作。 （6）测试2次,取最大值。 （7）记录以 kg 为单位,不计小数	注意事项： （1）测试时,客户不能屈肘、屈膝。 （2）握柄不能与身体相接触。 （3）过程中要逐渐加力,不要用力过猛,以免受伤
8. 纵跳	（1）使用以人体滞空时间计算高度式电子纵跳仪测试。 （2）测试时,客户站在纵跳仪踏板上,尽力垂直向上跳起。 （3）测试2次,取最大值。 （4）记录以 cm 为单位,保留小数点后一位	注意事项： （1）起跳时,双脚不能移动或有垫步动作。 （2）落地时,禁止有意收腹屈膝

续表

操作步骤	操作程序	备 注
9. 俯卧撑(男)	(1) 测试前,客户双手撑地,手指向前,双手间距与肩同宽,身体挺直。 (2) 测试中,客户屈臂使身体平直下降至肩与肘处于同一水平面。 (3) 然后将身体平直撑起,恢复至开始姿势为完成1次。 (4) 记录完成次数	
10. 跪卧撑(女)	(1) 测试前,客户双臂伸直,手指向前,双手间距与肩同宽,双膝支撑于垫子上,躯干伸直,双脚离垫呈交叉状或自然放置。 (2) 测试中,客户屈臂使身体平直下降至肩与肘处于同一水平面。 (3) 然后将身体平直撑起,恢复至开始姿势,为完成1次。 (4) 记录完成次数	注意事项:测试时,如果身体未保持平直(如塌腰、拱腰或臀部抬起)或身体未降至肩与肘处于同一水平面,该次不计数
11. 1 min 仰卧起坐	(1) 客户仰卧于水平放置的垫子上,双腿稍分开,屈膝成90°角,双手手指交叉抱于脑后,双脚下压固定下肢。 (2) 营养师发出开始口令的同时开表计时,客户快速起坐,双肘触及或超过双膝,然后还原为仰卧,双肩胛触垫为完成1次。 (3) 记录1 min完成次数	注意事项: (1) 测试时,如果客户借用肘部撑垫的力量完成起坐及双肘未触及或超过双膝,该次不计数。 (2) 计数人员要随时向客户报告完成的次数
12. 坐位体前屈	(1) 使用坐位体前屈测试仪测试。 (2) 测试时,客户坐在垫上,双腿伸直,脚跟并拢,脚尖自然分开,全脚掌蹬在测试仪平板上。 (3) 掌心向下,双臂并拢平伸,上体前屈,用双手中指指尖推动游标平滑前移,直至不能推动为止。 (4) 测试2次,取最大值,记录以cm为单位,保留小数点后一位	注意事项: (1) 测试前,客户应做准备活动,以防肌肉拉伤。 (2) 测试时,膝关节不得屈曲,不得有突然前振的动作。 (3) 记录时正确填写正负号

续表

操作步骤	操作程序	备 注
13. 闭眼单脚站立	(1) 客户自然站立。 (2) 当听到"开始"口令后,抬起任意一只脚,同时营养师开表计时。 (3) 当客户支撑脚移动或抬起脚着地时,营养师停表。 (4) 测试 2 次,取最好结果。 (5) 记录以 s 为单位,保留小数点后一位,小数点后第二位数按"非零进一"的原则进位	注意事项: (1) 测试时,注意安全保护。 (2) 整个测试过程中,客户全程闭眼,营养师正面面对客户。 (3) 重复测试时,每次间隔 5 min 以上
14. 选择反应时	(1) 使用反应时测试仪测试。 (2) 测试时,客户五指并拢,中指按住"启动键",等待信号发出。 (3) 当任意信号键发出信号时,以最快速度按该键。 (4) 信号消失后,中指再次按住"启动键",等待下一个信号发出,共有 5 次信号。 (5) 测试 2 次,取最好结果,记录以 s 为单位,保留小数点后两位	注意事项:测试时,客户不得用力拍击信号键

• 操作后

| 评估与记录 | (1) 心肺耐力评价选择项目:_____
当前的基础测试值:_____
(2) 肌肉适能评价选择项目:_____
当前的基础测试值:_____
(3) 身体柔韧性评价选择项目:_____
当前的基础测试值:_____
(4) 运动技巧类评价选择项目:_____
当前的基础测试值:_____ | 评分标准参见《国民体质测定标准手册及标准(成年人部分)》 |

（二）老年人(60～79岁)

操作步骤	操作程序	备 注
• 调查前准备		
1. 营养师准备	（1）测量工具准备：血压计、听诊器、肺活量计；秒表、皮尺、胶带；握力计；坐位体前屈测试仪；直背椅或方箱（高度 45 cm 左右）；反应时测试仪；场地、垫子等。 （2）记录客户一般信息	体质测定站必备的基本条件：同成人
2. 客户准备	（1）测试前保持安静状态，不要进行剧烈体力活动。 （2）测试前 1 h 避免饱食、饮酒和咖啡。 （3）测试前需做《运动风险筛查》，经健康筛查合格者，签署知情同意书。 （4）穿着运动服和运动鞋参加测试	具有以下 1 项者，不能参与运动项目测试： （1）确诊为心脏病。 （2）确诊为高血压。 （3）出现过心绞痛症状。 （4）有因头晕跌倒或失去知觉。 （5）遵医嘱只能参加较轻强度身体活动。 （6）运动后关节疼痛加重。 （7）其他不能参加运动项目测试的原因
• 操作中		
1. 运动史调查	同成人	
2. 安静脉搏 3. 安静血压	同成人	
4. 肺活量测试	同成人	
5. 2 min 原地高抬腿	（1）客户侧身靠墙直立，用皮尺量取髂棘与髌骨垂直距离的中点，并在墙上相应高度用胶带做标记，作为踏步抬膝高度的指示（此时膝盖抬高角度约 80°）。 （2）测试前，营养师应详细讲解动作要领，可带领客户进行适当练习，使客户提前感受膝盖抬高的高度。 （3）测试中，客户在原地尽量快速地进行持续 2 min 的左右腿交替高抬腿，抬高角度约 80°，每抬高到指定位置计为 1 次。 （4）记录客户 2 min 内抬腿次数。 （5）结果评定： >80 次：心肺耐力优秀； 60～80 次：心肺耐力较好； 40～60 次：心肺耐力一般； <40 次：心肺耐力差	注意事项： （1）测试前客户需进行适当的热身活动（如拉伸肌肉以增加关节活动度等）。 （2）客户在测试过程中不能弯腰和支撑腿弯曲。 （3）如出现同侧单腿连续抬起情况时，应停止本次测试，休息后重测。 （4）测试中，营养师需在旁保护，以防客户失去平衡摔倒。 （5）测试中，客户出现以下症状之一应立刻终止测试：头晕、目眩、胸闷、恶心等

续表

操作步骤	操作程序	备注
6. 握力	同成人	
7. 30 s 坐站	（1）测试前，为保证测试的安全性，测试时直背椅/测试方箱应靠墙放置，营养师在客户侧后方保护。 （2）客户先热身，然后进行几次坐站动作。 （3）测试中，客户端坐在直背椅/测试方箱上，双脚平放地面，手臂交叉于胸前，背部保持挺直状态。 （4）测试时，客户由坐位起身至完全站立，然后再恢复到完全端坐位置，一站一坐为一次。 （5）记录 30 s 内客户以最快速度完成动作的次数。 结果评定： ＞15 次：下肢肌力优秀； 12～15 次：下肢肌力较好； 8～11 次：下肢肌力一般； ＜8 次：下肢肌力差	注意事项： （1）测试中，客户不得手撑座椅，坐下时背部应挺直，起立时膝关节需站直。 （2）在测试前可以示范动作，让客户做一到两次练习，确认动作正确，再开始测验。 （3）测试中，客户如感到头晕、胸闷、呼吸困难、身体疼痛等难以坚持的情况或其他身体不适，应停止测试，妥善处理
8. 俯卧撑（男） 跪卧撑（女）	同成人	
9. 坐位体前屈	同成人	
10. 闭眼单脚站立	同成人	
11. 选择反应时	同成人	
• 操作后		
评估与记录	（1）心肺耐力评价选择项目：_____ 当前的基础测试值：_____ （2）肌肉适能评价选择项目：_____ 当前的基础测试值：_____ （3）身体柔韧性评价选择项目：_____ 当前的基础测试值：_____ （4）运动技巧类评价选择项目：_____ 当前的基础测试值：_____	评分标准参见《国民体质测定标准手册及标准（老年人部分）》

任务评价

"身体素质(运动能力)测试与评估"任务学习自我检测单

姓名:	专业:	班级:	学号:

评 价 项 目	评 价	如 何 改 善
氛围如何? 客户是否出现不耐烦的情绪? 我是如何调节的?		
我是否依据客户年龄和身体情况设定了适合的心肺耐力、肌肉适能、身体柔韧性和运动技巧类身体素质检测项目?		
我是否根据测试内容选择了合适的测试仪器?		
测试前我是否进行了设备准备和调试?		
我进行测试操作时是否流程正确、操作规范、动作流畅?		
我能否与客户自然沟通,能否准确解读测试结果?		
我认为我还可以从哪些方面进行改善?		

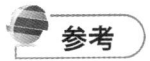

营养评价与诊断中常用营养名词术语

1. 营养评价(nutrition assessment)

1.1 营养状况评价(assessment of nutritional status):通过膳食调查、体格检查、营养缺乏病检查和生物化学检查等,了解有关的指标参数,并与相应的正常值或参考值进行比较,得到有关人体营养状况的科学认识。

1.2 Z 评分(Z score):实测值与参考人群中位数之间的差值和参考人群标准差相比,所得比值就是 Z 评分。

1.3 年龄别身高(身长)Z 评分(height(length)for age Z score,HAZ/LAZ):儿童身高(身长)实测值与同年龄同性别参考儿童身高(身长)中位数之间的差值和参考儿童身高(身长)标准差相比,所得比值就是年龄别身高(身长)Z 评分。

1.4 年龄别体重 Z 评分(weight for age Z score,WAZ):儿童体重实测值与同年龄同性别参考儿童体重中位数之间的差值和同年龄同性别参考儿童体重标准差相比,所得比值就是年龄别体重 Z 评分。

1.5 身高(身长)别体重 Z 评分(weight for height(length)Z score,WHZ/WLZ):儿童体重实测值与同性别同身高(身长)儿童体重中位数之间的差值和同性别同身高(身长)儿童体重标准差相比,所得比值就是身高(身长)别体重 Z 评分。

2. 营养缺乏病(nutrition deficiency disease)　严重缺乏某种或某些营养素引起的疾病。

2.1　营养不良(malnutrition):一种不正常的营养状态。由能量、蛋白质及其他营养素不足或过剩引起的组织、形体和功能改变及相应的临床表现。

2.2　原发性营养不良(primary malnutrition):由食物蛋白质、能量和(或)各种营养素的摄入量不能满足身体的生理需要而引起的营养不良。

2.3　继发性营养不良(secondary malnutrition):由其他原发性疾病造成的能量、蛋白质及其他营养素不能满足身体需要而引起的营养不良。

2.4　营养低下/营养不足(undernutrition):主要是能量或蛋白质摄入不足或吸收不良的一种不正常营养状态,常伴有一种或多种微量营养素缺乏。

2.5　营养缺乏(nutrition deficiency):机体从食物中获得的能量、营养素不能满足身体需要,从而影响生长发育或正常生理功能的现象。

2.6　营养不良性水肿(alimentary edema):营养不足(多为蛋白质缺乏)所引起的一种全身性水肿,分原发和继发两类。原发者见于食物的长期缺乏,继发者见于因病导致营养素摄入不足、消化吸收障碍以及排泄或丢失过多等。

2.7　蛋白质-能量营养不良(protein-energy malnutrition,PEM):因蛋白质和能量长期摄入不足所致的一种营养缺乏病。根据临床特征,PEM 可分为干瘦型、浮肿型和混合型。

2.8　低体重(underweight):儿童年龄别体重的 Z 评分<－2。

2.9　身高不足/生长迟缓(stunting):儿童年龄别身高(身长)的 Z 评分<－2。

2.10　消瘦(wasting):儿童身高(身长)别体重的 Z 评分<－2。

2.11　半饥饿(semistarvation):人体摄入能量不足生理需要量的 70%。

2.12　绝对饥饿(absolute hunger):在较长一段时间内没有任何食物摄入的状态。

2.13　营养不良性萎缩(alimentary atrophy):营养素缺乏而致的组织、器官萎缩。营养不良性萎缩见于食物短缺,或不能进食或食物消化、吸收不良,或患有慢性消耗性疾病。

3. 维生素缺乏病(vitamin deficiency)　机体缺乏某种维生素导致的相应的特异性疾病。

3.1　维生素 A 缺乏病(vitamin A deficiency):维生素 A 缺乏引起的以眼、皮肤改变为主的全身性疾病。

3.2　眼干燥症/干眼病(xerophthalmia);干燥性角膜炎(xerotic keratitis):机体缺乏维生素 A 所引起的一种眼部疾病。患者感眼部不适,发干,有烧灼感,睑裂部球结膜处可见比托斑(Bitot's spots)。

3.3　维生素 D 缺乏病(vitamin D deficiency):由缺乏维生素 D 导致钙、磷代谢障碍引起的全身性骨病。

3.4　佝偻病(rickets):小儿缺乏维生素 D 和(或)钙,导致钙、磷代谢障碍,从而引起的以骨钙沉积不良为特征的全身性骨病。

3.5　骨软化症(osteomalacia;halosteresis):成人缺乏维生素 D 或钙,导致钙吸收不良和骨骼脱钙而引起的骨病。

3.6　维生素 K 缺乏病(vitamin K deficiency):维生素 K 缺乏引起的以出血为特征的全身性疾病。新生儿及婴儿可表现为迟发性维生素 K 缺乏病。

3.7　维生素 B_1 缺乏病(vitamin B_1 deficiency);脚气病(beriberi):维生素 B_1 缺乏引起的以神经系统、心血管系统及消化系统功能异常的全身性疾病。维生素 B_1 缺乏病分为干性脚气病、湿性脚气病、婴儿脚气病等三种类型。

3.8 维生素 B_2 缺乏病(vitamin B_2 deficiency):维生素 B_2 缺乏引起的全身性疾病。主要表现为口腔黏膜炎症和阴囊炎等。

3.9 烟酸缺乏病(niacin deficiency);癞皮病/糙皮病(pellagra):烟酸缺乏引起的全身性疾病。典型症状为腹泻(diarrhea)、皮炎(dermatitis)和痴呆(dementia)。

3.10 维生素 B_6 缺乏病(vitamin B_6 deficiency):维生素 B_6 缺乏引起的全身性疾病。主要表现为小红细胞性贫血、末梢神经炎、皮炎。

3.11 维生素 C 缺乏病(vitamin C deficiency);坏血病(scurvy):维生素 C 缺乏引起的营养缺乏病。主要表现为毛细血管脆性增加而导致皮下组织、关节腔等处出血。

3.12 贫血(anemia):人体单位容积循环血液内红细胞计数、红细胞总体积或血红蛋白的总含量低于正常人群的参考值。

3.13 缺铁性贫血(iron deficiency anemia,IDA):体内贮存铁耗竭,血红蛋白合成减少而引起贫血的营养缺乏病。

3.14 碘缺乏病(iodine deficiency disease):环境中缺碘引起人体碘摄入不足所致的疾病。主要有地方性甲状腺肿及地方性克汀病。

4. 营养代谢病(nutritional metabolic disease)

4.1 代谢病/新陈代谢病(metabolic disease):由能量、糖、脂肪、蛋白质及电解质代谢紊乱所引起的一类疾病,包括水、钠钾、钙磷、镁代谢紊乱,酸碱平衡紊乱,乳酸性酸中毒,糖尿病,肥胖症,高脂蛋白血症,痛风及高尿酸血症等。

4.2 氨基酸代谢病(metabolic disorders of amino acid):先天性酶缺陷、酶转运系统障碍,或后天性肝、肾疾病所致氨基酸代谢紊乱的病症,如苯丙酮尿症。

4.3 微量元素代谢病(metabolicdisorderoftraceelements):摄入微量元素过少或过多引起代谢紊乱而致的疾病。

4.4 骨质疏松症(osteoporosis):老年人因钙缺乏、雌激素减少、运动不足等因素导致钙、磷代谢障碍引起骨骼微结构破坏、骨密度下降的全身性骨病。

4.5 脂血症(lipidemia);高脂血症(hyperlipidemia):血液中含有异常大量脂质现象。

5. 营养相关疾病(nutrition-related diseases)

5.1 营养相关慢性病(nutrition-related chronic disease):一类慢性非传染性疾病,其发病与较长时间膳食不平衡有关。

5.2 糖尿病(diabetes melitus,DM):由遗传因素、内分泌功能紊乱或膳食不平衡等各种致病因子作用,导致胰岛功能减退、胰岛素抵抗等而引发的糖、蛋白质、脂肪、水和电解质等一系列代谢紊乱综合征。临床上以高血糖为主要特点。糖尿病分为 1 型糖尿病、2 型糖尿病、妊娠糖尿病以及其他特殊类型糖尿病四种类型。

5.3 高血压(hypertension):由遗传因素、生活方式或膳食不平衡等致病因子作用,导致的一种以血压升高为主要特征,伴有血管、心脑、肾等器官生理性或病理性改变的全身性疾病。

5.4 克山病(Keshan disease):一种地方性心肌病,可能与硒缺乏有关。

5.5 营养过剩(overnutrition):长期过量摄入产能营养素引起的一种不健康状态。早期表现为超重,进一步发展为肥胖病。

5.6 营养风险(nutritional risk):现有的或潜在的与营养有关的导致患者出现不良临床结局(如感染相关并发症发生率增高、住院时间延长、住院费用增加等)的风险。

项目三

营养干预

营养干预是根据营养评估、营养诊断和客户目标来确定的,干预途径包括营养教育、膳食指导(含基本膳食、治疗膳食)、口服营养补充剂(ONS)、肠内营养和肠外营养。

客户目标提示客户需要做出饮食改变的信息、知识和技能。

营养师综合决定提供什么信息,每次会面有多少信息可被吸收,要考虑客户处于什么样的教育水平、交流用什么样的讲义和宣传品作为补充。提供的信息量和最佳方法必须个性化,并与客户的行为改变阶段和文化影响相匹配。

营养干预工作应当包括以下内容。

（1）有关营养知识的咨询。
（2）营养状况的评价。
（3）膳食搭配和摄入量的建议。
（4）强化食品和营养素补充剂选择的建议。
（5）食物营养标签的使用。
（6）运动指导。
（7）社会及媒体的营养与健康课堂。
（8）其他营养指导服务。

任务一　营养干预目标设定

学习目标

- 能够根据客户实际情况确定客户的行为改变阶段。
- 能根据客户所处阶段匹配可以获得的行为改变。
- 能与客户一起设定目标。

任务导入

1. 任务描述　李女士,45岁,公司职员。身高157.5 cm,体重76.2 kg,已婚,患有高血压,有一个念高中的孩子,李女士的家族史中没有高血压病史。医生建议李女士寻求营养师帮助,通过减肥和改变饮食来控制血压。

营养师:"医生建议你改变饮食,我们先来了解一下你目前的饮食情况。然后确定你的饮食哪些是合理的,哪些是需要改变的。"

李女士已经减少了肥肉的摄入,目前的饮食情况如下。

(1) 早餐:包子、小米粥、榨菜。

(2) 上午零食:椒盐坚果、咖啡。

(3) 午餐:汉堡、炸薯条和可乐。

(4) 晚餐:大米饭、溜肉段、火腿、酱茄子。

2.任务目标

(1) 确定李女士目前所处的行为改变阶段。

(2) 根据李女士目前所处的行为改变阶段设定可以获得的行为改变。

(3) 和李女士一起设计下一步的行为改变目标。

任务分析

1.任务背景 行为改变是一个非常复杂的过程,营养咨询中,没有金标准或统一的理论可以解释行为改变的复杂性,并保证能成功改变人们的食物选择、饮食方式以及运动行为。

因此,营养师需要精通多种方法和干预措施,寻找客户能够接受的方法,选择并进行咨询。

2."跨理论模型"(TTM) 也称为"循序渐进阶段"(SOC)。

(1) 六大行为改变阶段:"跨理论模型"显示了人们是如何改变的,为了做出改变,人们通过六个确定的阶段取得进步,每个阶段的任务各不相同,各个阶段的活动代表了客户的进步。

阶 段	表 现
意向前期	未来6个月内,没有要改变的打算
思考	打算改变,但近期不会
准备	已经做出了一些小改变,并计划在未来的30天内开始改变
行动	已经在食物的选择方面做出规律的改变
保持	行为改变保持6个月以上
终止	行为改变保持1年以上

(2) 十个行为改变过程:客户在不同阶段促进变化的认知和行为活动。

行为改变过程	表 现
意识提升	可提高客户对健康风险的认识,并深入了解问题行为所带来的健康后果
剧烈的情绪宣泄	会产生一种关于不健康行为的情感意识和感觉,如果采取一些合适的举动,这些感觉或许会得到缓解
重新自我评价	包括客户对是否存在不健康饮食的自我形象认知和感觉的重新评估
社会环境重新评估	重新评估会影响客户的社会环境,如个人或家庭成员的行为及健康状况,包括认知和情感评估

续表

行为改变过程	表现
自我解放	人们可以改变的信念,以及对这种信念采取行动的承诺,如公开见证、新年决议及多种选择和替代方法
社会解放	为那些缺乏健康行为的人增加社会选择和机会
对抗条件反射作用	对抗不健康行为的措施,如积极的自我陈述("我可以做到")、放松和果断拒绝等
刺激控制	会消除不健康饮食行为,同时使健康饮食行为得以加强的环境暗示,如互助小组
强化管理	如激励措施、书面合同、他人的强化、团队的认同感等
帮助关系	如营养师的帮助、朋友的陪伴、参加支持小组,与他人的交流等

(3) 决策性平衡:一种权衡客户优势的过程。

营养师可能会要求客户写一份关于利弊的书面清单,以鼓励那些不愿讨论自身缺点的客户去执行。

改变的利弊分析表

像以前一样一直吃		改变吃的行为	
好处	坏处	好处	坏处
愉快 舒适 容易 减少寂寞	损害健康 家庭的坏榜样	更健康 感觉更好 减轻体重	改变困难 不能与同学去聚会 需要努力

当一个人在情绪沮丧时、与他人社交或渴望一种喜欢的食物时,可能会产生吃不健康食品的冲动。当决定吃什么时,客户有可能会遇到不能应付的高风险情况。有些情况可能超出了个人的控制范围,如健康食品的成本花费和可获得性;而另一些情况则可能被强烈地认为是预先存在的观念。通过提高对改变收益的意识,可能会更容易增加客户的利益,其中一些也可能是客户未识别的。

(4) 情景下自我效能:客户对采用新健康行为的信心。导致不健康行为的诱惑很可能会再次出现,所以客户必须努力避免故态复萌,这种诱惑可能是消极的感觉和情绪、放假期间、渴望食物、参加提供食物的社交活动等。自我效能感强的人即便在不理想的条件下也会坚持健康的行为。如在阅读个案故事前后,减重的自我效能感和决策平衡都发生了变化。

3. 目标设定 营养咨询中常用的一种方法,如果客户 SOC 的评估表明了改变的意愿,其新行为可以通过目标设定来增强。

营养师可以帮助客户制定目标和行动计划,客户要对自己的营养诊疗负责,因此营养干预应该基于客户愿意改变的意愿与客户自己的实际情况,包括医疗与保健相结合,促进他们在自我保健和治疗中主动积极地采取健康行为。

任务实施

操作步骤	操作程序	备注
• 操作前		
（1）询问客户一般情况：了解客户的个人情况和社会环境		
（2）膳食调查：了解客户的饮食情况和嗜好		
（3）营养评估与诊断：了解客户的健康情况和营养状态		
• 操作中		
1. 确定客户的SOC正处于哪一种改变过程		
（1）李女士有要改变的打算吗		
（2）李女士近期有要打算改变吗		
（3）李女士已经做出一些改变了吗？在膳食改变方面，李女士有哪些改变是做得对的且需要鼓励坚持的		
（4）李女士的SOC正处于哪一种改变过程		
2. 根据客户阶段匹配行为改变		
（1）意向前期	①提升自我意识：关注做出改变的好处，以及如何改变对个人的生命健康有帮助。 ②认知评估与重建	①让客户考虑健康问题。 ②帮助客户意识到他们行为的负面后果和可能的有益改变
（2）思考阶段	①继续提升自我意识。 ②重新进行认知、情感和环境的重新评估	增加便利，减少障碍
（3）准备阶段	①设定明确的目标。 ②设定优先事项。 ③制订一个行动计划。 ④做出遵守承诺	①为改变所做的准备。 ②包括从过去的尝试中进行改变
（4）行为阶段	①目标设定、自我强化。 ②刺激控制、对抗条件反射作用。 ③社会解放、社会支持。 ④强化管理、提供帮助关系	①营养师随访。 ②客户自我监测。 ③预防复发
（5）保持阶段	①目标设定，承诺。 ②自我管理。 ③对抗条件反射作用。 ④控制环境	①营养师随访。 ②客户自我监测。 ③预防复发
（6）终止阶段	自我管理、自我效能	

续表

操作步骤	操作程序	备注
3. 目标设定		
（1）目标识别	判断： ①"从今天开始，我会用低钠调味品和胡椒粉做饭。" ②"从今天开始，我要避免摄入过量的盐。" ③"本周我将吃4天水果和低钠饼干。"	在准备、行动和维持过程中： ①客户（不是营养师）应该为未来的1周左右时间选择1～2个优先事项或目标。 ②营养师需识别客户认为合适和可行的内容，目标设置过高，表现可能会令人失望
（2）目标重要性和接受度	示例： ①"从1到最高等级10，这个目标对你有多重要？" ②"你会怎么做？" ③"什么让你觉得这很重要？" ④"达到目标有什么好处？"	在确定了一个或两个目标之后，营养师要通过询问来评估目标的重要性
（3）目标分析和克服障碍	示例： ①"你在实现这个目标时遇到什么问题？" ②"什么情况可能会干扰你？"	①认识到身体、文化、社会和认知环境如何影响目标实现很重要。 ②建议告诉客户预期的一些问题，当意识到问题出现的可能性时，她可能会继续选择最初的饮食模式。 ③你会如何讨论客户在达成目标过程中可能遇到的障碍
（4）确定短期目标和目标实施	①目标。 ②讨论实现目标所采取的具体行动步骤	①目标需要具体、明确、可实现。 ②与绩效成就相比，个人标准会影响客户从目标中获得的自我满足感或自我效能感。短期的成就会提高自我效能感，自我满足感也会持续下去。 ③无论多么小的变化，营养师也应该提供积极的反馈
4. 注意　目标要素：明确、可衡量、可实现、现实性、时间明确。		

- 操作后

（1）客户	①要求客户总结计划，以检验其理解和承诺。 ②要求客户保持对食物摄取、运动和环境的自我监测记录	客户不仅应该知道做什么和怎么做，而且还要做出承诺

续表

操作步骤	操作程序	备 注
（2）营养师	①记录、归档。 ②跟踪、反馈	

任务评价

"营养干预目标设定"任务学习自我检测单

姓名：		专业：		班级：		学号：	
评 价 项 目				评 价		如何改善	
我判断李女士 SOC 阶段的依据是什么？							
我设计的适合李女士 SOC 阶段的行为改变有哪些？							
我是如何推进这些行为改变的？							
我帮助李女士设计的目标是否满足目标要素要求？							
我准备向李女士推荐怎样的后继行动？							

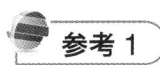

行为改变的各个阶段的典型问题和干预措施

阶 段	营养师的问题	干 预 措 施
意向前期	我能帮你做些什么？ 你读过有关的文章吗？ 关于…和…之间的关系，你知道多少？ 你家里其他人有这个问题吗？ 你意识到后果了吗？ 你想做改变吗？	强化意识 评价认知 增强自我意识，给予书面或口头信息 评估价值观和信念 认知重建 讨论风险和利益
思考阶段	你想怎样改变？ 优点和缺点是什么呢？ 你感觉如何？ 是什么让它更容易或者更难做到？ 改变后的结果怎样？ 需要我怎样帮你？	评估知识 评估价值观和信仰 评估思想和感受 增加便利，减少障碍 自我评估 认知重建
准备阶段	接下来 1~6 个月你打算改变自己吗？ 你会怎么做？ 你已经做了哪些改变？ 你的生活将如何改善？	自我效能感、承诺 做决定 讨论关于能力的信念 规划目标

续表

阶 段	营养师的问题	干预措施
行动阶段	你现在做的与以前相比有什么不一样？ 你有什么问题？ 谁可以帮你？ 我怎么帮你？ 你将用什么行动替代原来的做法？	刺激控制 自我强化 社会支持 自我管理 目标设定、小组会话、自我监测、预防复发
维持阶段	当你碰到困难的时候，你将如何控制时间？ 你面临什么样的障碍？ 你将来有什么计划？ 你解决了什么问题？	应对回应 预防复发 自我管理 承诺、目标设定、控制环境
终止阶段		自我管理 自我效能感

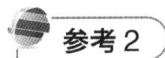

常见营养主题活动

- 阅读食品标签；
- 调整食谱；
- 菜单计划；
- 餐厅或外出用餐；
- 健康饮食的原则；
- 食品安全；
- 选择食物中的营养素；
- 营养补充剂；
- 关于营养的错误信息；
- 脂肪、糖类、钠或热量的摄入量；
- 营养-药物相互作用；
- 管理食欲；
- 营养与健康问题的关系

任务二　计算法食谱编制

学习目标

- 能够根据客户实际情况确定客户的能量和营养素需要量，正确选择食物并确定主食、副食的需要量。
- 能使用Excel或营养计算软件进行食谱营养评价和食谱调整。

任务导入

1. 任务描述 李女士,45岁,公司职员。身高157.5 cm,体重76.2 kg,患有高血压,已婚,有一个念高中的孩子,想通过减肥来控制血压,寻求营养师帮助。

2. 任务目标

(1) 根据李女士的需求确定能量和营养素供给目标。

(2) 能根据膳食平衡、蛋白质互补等原则选择食物,并确定主食、副食供给量。

(3) 利用Excel或营养计算软件进行一天食谱评价和调整,确定一天食谱,包括必要时的营养补充剂建议。

任务分析

1. 营养配餐 按人们身体的需要,根据食物中各种营养物质的含量,设计一天、一周或一个月的食谱,使人体摄入的七大类营养素比例合理,即达到平衡膳食。

2. 理论依据

(1) 中国居民膳食营养素参考摄入量(DRIs):平均每天能量、产热营养素,钠达到目标值的$±10\%$,其他营养素达到目标值的90%以上。

(2) 中国居民膳食指南和中国居民平衡膳食宝塔。

(3) 营养平衡理论:能量供给与能量消耗平衡、三种产热营养素供能比平衡、优质蛋白质占总蛋白质的比例、SFA/MUFA/PUFA平衡、主食与辅食平衡、荤素平衡、精细加工主食与全谷类、杂豆类及薯类平衡。

(4) 综合考虑物价-营养因素。

3. 食谱编制流程 计算法食谱编制程序可以分四步:①体型及营养状况评价;②确定每天能量和营养素的需要目标;③确定主食需要量、副食需要量;④食谱评价和调整。

任务实施

操作步骤	操作程序	备 注
• 操作前		
1. 询问客户一般情况	(1) 问候。 (2) 询问客户姓名、性别、年龄、工作及劳动强度、健康史或疾病史、联系方式	
2. 测量身高、体重	过程同营养评估及诊断流程	

续表

操作步骤	操作程序	备 注
3. 判断体型	(1) 计算体重指数： 　　BMI＝体重(kg)/身高(m)^2 (2) 计算标准体重： 　　标准体重(kg)＝身高(cm)－105	中国成人体质指数评价表 | 评　价 | 体重指数 | |---|---| | 正常 | 18.5～23.9 | | 轻度消瘦 | 17～18.4 | | 中度瘦弱 | 16～16.9 | | 重度瘦弱 | ＜16 | | 超重 | 24～27.9 | | 肥胖 | ＞28 |

- 操作中

1. 确定每天能量和营养素需要目标

操作步骤	操作程序	备 注
(1) 确定每天能量需要量	①健康人群：查推荐摄入量获得。 ②住院人群：用基础代谢率计算(见临床营养学)。 ③体重管理人群： 能量＝标准体重×每天每千克体重能量供给标准	成人每天每千克标准体重能量估计表 消瘦 +5 极轻体力 －5　　30　　中体力 +5　　重体力 +5 超重 －5 肥胖 －5～10
(2) 确定三餐餐次比	①健康人群：30%：40%：30% ②体重管理人群：40%：40%：20%	需要间餐者，可从正餐中分出5%～10%的量
(3) 确定蛋白质、脂肪、糖需要量	健康人群： ①蛋白质需要量＝10%～15%的总热能÷蛋白质能量系数 ②脂肪需要量＝20%～30%的总热能÷脂肪能量系数 ③糖需要量＝55%～65%的总热能÷糖能量系数	体重管理人群： ①蛋白质需要量＝标准体重1.2～2 g/(kg·d^{-1}) ②脂肪需要量＝20%～30%总热能÷脂肪能量系数 ③糖需要量＝(1－蛋白质%－脂肪%)×总热能÷糖能量系数(每天糖量不少于150 g)
(4) 确定每天维生素、矿物质需要量	①查推荐摄入量获得。 ②有营养不良者应适当增加	

续表

操作步骤	操作程序	备 注
2. 确定主食、副食需要量(原则:先主食后副食,先品种后重量)		
(1) 确定主食需要量	①确定主食品种:包括精细米面、全谷类、杂豆类、薯类等	①建议每天全谷类/杂豆类 50~150 g,薯类 50~100 g。 ②常见主食搭配:米面-全谷、米面-杂豆、米面-薯类
	②主食需要量=糖量÷某食物糖的百分含量÷可食部%	主食确定依据:各类主食原料中糖的含量
(2) 确定副食需要量	①计算主食提供蛋白质重量: 蛋白质含量=食物量×可食部%×该食物蛋白质百分含量	工具:《食物成分表》
	②确定副食提供蛋白质的质量: 副食蛋白质=总蛋白质-主食蛋白质	
	③确定蛋白质类副食品种:包括水产品、禽肉、畜肉、蛋类、大豆、奶	建议:每天鲜奶 300 mL;成人或血脂异常者建议低脂奶或脱脂奶
	④计算动物性食物及豆制品供给量:食物重量=蛋白质供给量÷该食物蛋白质百分含量	①大豆 20~25 g 或提供蛋白质的 1/3。 ②适量动物性食物:优质蛋白质占 1/3~1/2,其中动物蛋白质占 1/2,含每周动物内脏 50 g
	⑤设计蔬菜和水果。 蔬菜:300~500 g/d,每天 6 种以上; 水果:200~400 g/d,每天 1 种以上	①蔬菜品种:包括绿黄色/淡色/菌藻,其中绿黄色蔬菜 300 g 以上。 ②维生素、矿物质缺乏时,注意蔬菜的调配
(3) 确定烹调油和盐	①烹调油量=脂肪总量-食物脂肪量 ②盐<5 g/d	或简化为烹调油 25~30 g/d,成人严格控制动物脂肪
3. 食谱评价和调整		
(1) 食谱评价	①按类别将食物归类排序,列出每种食物的数量,看物种类是否全。 ②计算每种食物所含营养素的量=食物量(g)×可食部%×某营养素百分含量。 ③累计相加,与目标值比较,检查营养素的差距	通常需要营养师观察和借助营养计算软件或 Excel 来共同完成

续表

操作步骤	操作程序	备注
(2) 食谱调整	①能量及产热营养素不足或过量,直接调节主食及动物性食品数量。 ②维生素、矿物质缺乏时,注意调配蔬菜、水果和全谷类食物品种。 ③必要时配合口服营养补充剂	选择食物时,需根据客户需求和消费特点,选择同类食物中不同价格的食物,等值交换
(3) 根据一天食谱确定一周食谱	①方法:食物交换份法。 ②原则:同类食物中等能量值互换	营养餐制作时: ①合理选用科学的烹调方法。 ②确保食品安全

4. 集体进餐供应量

(1) 将进餐的全员按营养需要系数,折算成标准人(或参考人)。

①以标准人(2250 kcal)或参考人能量标准为1.0。

②其他成员能量需要系数＝其他成员能量标准÷标准人(2250 kcal)或参考人能量标准。

③求全员能量需要系数和。

(2) 计算全体进餐人员的供给量标准。

全体进餐人员供给量＝标准人或参考人一天食谱×全员能量需要系数和

- 操作后

管理	食谱总结、归档	膳食营养管理系统软件可自动完成

任务评价

"计算法食谱编制"任务学习自我检测单

| 姓名: | | 专业: | | 班级: | | 学号: | |

评价项目	评价	如何改善
计算法食谱编制中,我需要哪些工具?		
我选择的公式有哪些?		
我的公式正确吗?		
我为什么选择这些主食? 有谷类、杂豆类和薯类吗?		
我为什么选择这些动物性食品? 每天有奶、肉、蛋、豆类食物吗? 每周有水产、内脏类食物吗?		
我为什么选择这些蔬菜和水果? 有300 g以上的绿黄色蔬菜吗?		
客户的哪些嗜好我可以满足? 哪些嗜好需要调整?		
我的食谱是否符合客户的消费特点?		

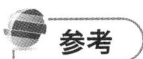

(1) 糖类的需要量。

对　　象	需要量/(g/(kg·d^{-1}))
早产儿	10～12
婴儿	10～20
1～7 岁	9～12
8～12 岁	7～9
13～18 岁	4～7
无应激成人	5～6
严重应激、高分解代谢成人	3～4

(2) 蛋白质需要推荐量。

对　　象	需要量/(g/(kg·d^{-1}))
婴儿	2.5～3.0
幼儿	2.0～2.5
儿童	1.5～2.0
青少年	0.8～2.0
无应激成人	0.8～1.0
无并发症择期术后患者	1.0～1.5
感染患者/减重者	1.2～1.5
多发性创伤患者	1.3～1.7
大面积烧伤患者	1.8～2.5

(3) 水需要量。

按年龄计算	强体力活动年轻人:40 mL/kg 大多数成人:35 mL/kg 老年人:30 mL/kg
按摄入热量计算	1 mL/kcal 能量消耗
按体重计算	①第 1 个 10 kg:100 mL/kg ②第 2 个 10 kg:50 mL/kg ③其他体重:20 mL/kg(≤50 岁);15 mL/kg(>50 岁)

(4) 建议摄入的主要食物品种数。

食物类别	平均每天种类数/种	每周至少品质数/种
谷类、薯类、杂豆类	3	5
蔬菜、水果类	4	10
畜、禽、鱼、蛋类	3	5
奶、大豆、坚果类	2	5
合　　计	12	25

(5) 深色蔬菜举例。

深绿色蔬菜	菠菜、油麦菜、芹菜叶、空心菜叶、莴笋叶、韭菜、西兰花、茼蒿、萝卜缨、芥菜、西洋菜、冬寒菜
橘红色蔬菜	西红柿、胡萝卜、南瓜、红辣椒
紫色蔬菜	红苋菜、紫甘蓝、蕺菜(鱼腥草)

任务三　食物交换份法食谱编制

食物交换份法是营养师工作中最常用的一种食谱编制方法,该方法比较粗略,但简便易行,深受基层营养师喜欢。

学习目标

• 能够根据客户实际情况确定客户的能量需求,能熟练运用食物交换份法快速设计一天食谱。

任务导入

1. 任务描述　李女士,45 岁,公司职员。身高 157.5 cm,体重 76.2 kg,患有高血压,已婚,有一个念高中的孩子,想通过饮食和减肥来控制血压,寻求营养师帮助。

2. 任务目标
(1) 根据李女士需求确定能量供给目标。
(2) 能根据膳食平衡、蛋白质互补等原则选择适当的食物。
(3) 能利用食物交换份法快速设计一天食谱。

任务分析

1. 食物交换份法　食物交换份法编制食谱是将常吃的食物,按食物来源及其所含主要营养素的近似值进行归类,并计算出每类食物中提供相同热量(90 kcal)的各种食物重量,编制食谱时可以按每份食物同类等值交换进行食物选择。

2. 使用原则
(1) 在一天总能量不变的前提下,为达到膳食平衡,食物应尽可能多样,五大类食物都应包含在全天膳食中,进行合理调配。
(2) 同等热量食物可进行交换,但一般在同类食物间进行。
(3) 根据血糖水平调整食物种类和数量。
(4) 因水果含糖量高,不能代替蔬菜,故水果一般不和蔬菜交换。
(5) 血糖控制好的患者,可用水果与主食交换。

（6）肉和鱼可互换。

（7）坚果含脂肪高,建议少吃,减少烹调油量。

3. 食谱编制流程　食物交换份法食谱编制程序可以分四步:①体型及营养状况评价;②确定每天能量需要目标;③确定食物交换份数;④不同种类食物交换份分配;⑤三餐食物交换份分配;⑥确定具体食物及食物重量;⑦通过食物同类交换,设计长期食谱。

▶ 任务实施

操作步骤	操作程序	备注
• 操作前		
1. 询问客户一般情况	（1）问候。 （2）询问客户姓名、性别、年龄、工作及劳动强度、健康史或疾病史、联系方式	
2. 测量身高、体重	过程同营养评估及诊断流程	
3. 判断体型	（1）计算体重指数: BMI＝体重(kg)/身高(m)^2 （2）计算标准体重: 标准体重(kg)＝身高(cm)－105	中国成人体重指数评价表 | 评价 | 体重指数 | |---|---| | 正常 | 18.5～23.9 | | 轻度消瘦 | 17～18.4 | | 中度瘦弱 | 16～16.9 | | 重度瘦弱 | ＜16 | | 超重 | 24～27.9 | | 肥胖 | ＞28 |
• 操作中		
1. 确定每天能量需要量	（1）健康人群:查推荐摄入量获得。 （2）住院人群:用基础代谢率计算(见临床营养学)。 （3）体重管理人群: 能量＝标准体重×每天每千克体重能量供给标准	成人每天每千克标准体重能量估计表 消瘦 +5 极轻体力 －5　30　中体力 +5　重体力 +5 超重 －5 肥胖 －5～－10

续表

操作步骤	操作程序	备 注
2. 确定食物交换份数	食物交换份数＝每天所需能量÷90	①能量单位:kcal。 ②食物交换份单位:份
3. 不同种类食物的交换份分配	健康人群: 1 份菜、果、豆; 2 乳加 3 油; 3 份鱼肉蛋; 剩余主食够	糖尿病人群: 1 份菜与豆; 2 份乳和油; 3 份鱼肉蛋; 剩余主食够
4. 三餐食物分配	按餐次比进行分配:30%、40%、30%	分配技巧: ①主食按能量比例分配; ②蔬菜:三餐; ③肉类:每餐或午、晚两餐; ④豆制品:一餐; ⑤烹调油:每餐或午、晚两餐
5. 确定食物量	不同种类食物具体重量见参考表	不同种类食物代表重量: 一类:谷薯类 25 g; 二类:瘦肉及水产类 50 g、奶类 160 g; 三类:大豆类 25 g; 四类:蔬菜 500 g、水果 200 g; 五类:油脂 10 g、坚果 15 g
6. 长期食谱	通过食物同类交换,设计长期食谱	

使用注意:

(1) 在一天总能量不变的前提下,为达到膳食平衡,食物应尽可能多样,五大类食物都应包含在全天膳食中,进行合理调配。

(2) 同等热量食物可进行交换,但一般在同类食物间进行。如,25 g 大豆的热量＝50 g 豆腐干的热量;25 g 大豆的热量≠500 g 西瓜的热量;25 g 大豆的热量≠25 g 核桃仁的热量。

(3) 根据血糖水平调整食物种类和数量,食物选择应考虑 GI 值。如,西瓜 GI＝72,苹果 GI＝36;通心粉 GI＝45,糯米 GI＝87。

(4) 因水果含糖量高,不能代替蔬菜,故水果一般不和蔬菜交换。

(5) 血糖控制好的患者,可用水果与主食交换。如,25 g 挂面的热量＝200 g 苹果的热量＝300 g 梨的热量(挂面 GI＝35,苹果 GI＝36,梨 GI＝36);25 g 通心粉的热量＝200 g 葡萄的热量(通心粉 GI＝45,葡萄 GI＝43)。

(6) 肉和鱼可互换。

(7) 坚果含脂肪高,建议少吃,减少烹调油量

• 操作后

管理	食谱总结、归档	膳食营养管理系统软件可自动完成

任务评价

"食物交换份法食谱编制"任务学习自我检测单

姓名：		专业：		班级：		学号：	
评价项目				评 价		如何改善	
食物交换份法食谱编制中,我需要哪些工具？							
食物交换份法和计算法食谱编制有哪些不同？							
我为什么选择这些主食？有全谷、杂豆和薯类吗？							
我为什么选择这些动物性食品？ 每天有奶、肉、蛋、豆吗？ 每周有水产、内脏吗？							
我为什么选择这些蔬菜和水果？有 300 g 以上的绿黄色蔬菜吗？							
客户的哪些嗜好我可以满足？哪些嗜好需要调整？							
我的食谱是否符合客户的消费特点？							

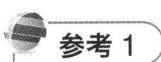 **参考 1**

食物分类及每一交换份食物重量与营养特点

组别	食物类	每份重 /g	营养特点（每份）				主要营养素
			能量/kcal	蛋白质/g	脂肪/g	糖/g	
一	谷薯类	25	90	2	0.2	20	糖、膳食纤维
二	肉蛋类	50	90	9	6	2	优质蛋白质
	水产类	50	90	9	6	2	
三	乳类	160	90	4	5	6	
	大豆类	25	90	10	3	6	
四	蔬菜类	500	90	5	—	17	维生素、矿物质、膳食纤维
	水果类	200	90	1	—	21	
五	油脂类	10	90	—	10	—	脂肪
	坚果类	15	90	4	7	2	

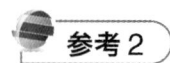 **参考2**

不同能量食物交换份分配参考

能量/kcal	交换份数	谷类	鱼禽肉类	蛋类	大豆制品	蔬菜	水果	奶类	油脂(坚果)
1400	15.5	6	1.5	1	1	1	1	2	2
1500	16.5	7	1.5	1	1	1	1	2	2
1600	17.5	7	1.8	1	1	1	1	2	2.5
1700	19	8	1.8	1	1	1	1	2	2.5
1800	20	9	2	1	1	1	1	2	2.5
1900	21	10	2	1	1	1	1	2	2.5
2000	22	11	2	1	1	1	1	2	3

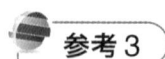 **参考3**

各类食物能量等值交换量

第一组 谷薯杂豆类食物交换表(份)

食物种类		重量/g	食物举例
谷物(初级农产品)、全谷物、杂豆类、粉条、粉丝、淀粉类		25	大米、糯米、面粉、米粉、干玉米、混合面粉、糙米、全麦、小米、薏米、高粱、燕麦、荞麦、莜麦、挂面、通心粉、芸豆、绿豆、赤豆、蚕豆、豌豆、眉豆、干粉条、藕粉、玉米粉等
糕点或油炸类		20	蛋糕、油条、油饼等
主食制品	面制品	35	馒头、花卷、大饼、烧饼、面条(湿)、面包等
	米饭	75	粳米饭、籼米饭等
薯芋类		100	马铃薯、甘薯、木薯、山药、藕、芋头等
鲜玉米		200	鲜玉米棒(中等大,含棒心)
凉粉		300	凉粉

第二组 肉蛋水产类食物交换表(份)

食物种类		重量/g	食物举例
畜肉类	畜禽肉类(综合)	50	常见禽畜肉类
	脂肪含量≤5%	80	纯瘦肉、牛里脊、羊里脊等
	脂肪含量6%~15%	60	猪里脊、羊肉(胸脯肉)等
	脂肪含量16%~30%	30	前臀尖、猪大排、猪肉(硬五花)等
	脂肪含量≥85%	10	肥肉、板油等
禽肉类		50	鸡、鸭、鹅、火鸡等
蛋类		60	鸡蛋、鸭蛋、松花蛋、鹅蛋、鹌鹑蛋(6个)等
水产类(综合)		90	常见淡水鱼、海水鱼、虾、蟹、贝类、海参等
鱼类		75	鲤鱼、草鱼、鲢鱼、鳙鱼、黄花鱼、带鱼、鲳鱼、鲈鱼等
虾蟹贝类		115	河虾、海虾、河蟹、海蟹、河蚌、蛤蜊、蛏子等

第三组　大豆、乳及其制品食品交换表（份）

食物种类		重量/g	食　　物
大豆类		20	黄豆、黑豆、青豆
豆粉		20	黄豆粉
豆腐	北豆腐	90	北豆腐
	南豆腐	150	南豆腐
豆皮、豆干		50	豆腐干、豆腐丝、素鸡、素什锦等
豆浆		330	豆浆
液态奶	全脂	150	全脂牛奶等
	脱脂	265	脱脂牛奶等
发酵乳（全脂）		100	发酵乳
乳酪		25	奶酪、干酪
乳粉		20	全脂奶粉

第四组　蔬菜类食物交换表（份）

食物种类		重量/g	食物举例
蔬菜类（综合）		250	所有常见蔬菜（不包含干、腌制、罐头类制品）
嫩茎叶花菜类	深色	300	油麦菜、芹菜、乌菜、菠菜、鸡毛菜、香菜、萝卜缨、茴香、苋菜、韭菜、空心菜、小白菜等
	浅色	330	大白菜、奶白菜、圆白菜、娃娃菜、菜花、茭白、白笋、竹笋等
茄果类		375	茄子、西红柿、辣椒、西葫芦、黄瓜、苦瓜、冬瓜、丝瓜、南瓜等
根茎类		300	红萝卜、白萝卜、胡萝卜、水萝卜等（不包括马铃薯、芋头）
菌藻类	鲜	275	香菇、草菇、平菇、白蘑、金针菇、牛肝菌等鲜蘑菇，水浸海带等
	干	30	香菇、木耳、茶树菇、榛蘑等干制品，干海带、紫菜等
鲜豆类		250	豇豆、扁豆、荷兰豆、四季豆、刀豆等

注：每份蔬菜均以可食部计算。

第五组　水果类食物交换表（份）

食　物　种　类	重量/g	食　　物
水果类（综合）	150	常见新鲜水果（不包括干制、糖渍、罐头类制品）
柑橘类	200	橙子、橘子、柚子、柠檬
仁果、核果、瓜果	175	苹果、梨、桃、李子、杏、樱桃、枇杷、杨桃、甜瓜、西瓜、黄金瓜、哈密瓜等
浆果类	150	葡萄、石榴、柿子、桑葚、草莓、无花果、猕猴桃等
枣和热带水果类	75	各类鲜枣、芒果、荔枝、桂圆、菠萝、香蕉、榴莲、火龙果等
果干类	25	葡萄干、杏干、苹果干

注：每份水果均以可食部计算；果汁、果脯等加工水果制品不能代替鲜果。

第六组　坚果类食物交换表(份)

食物种类	重量/g	食　　物
坚果(综合)	20	常见的坚果、种子类
淀粉类坚果(糖≥40%)	25	板栗、白果、芡实、莲子等
高脂类坚果(脂肪≥40%)	15	花生仁、西瓜子、松子、核桃、葵花子、南瓜子、杏仁、榛子、开心果、芝麻等
中脂类坚果(脂肪为20%～40%)	20	腰果、胡麻子、核桃(鲜)、白芝麻等

注:每份食品质量均为可食部的重量;坚果类食物属于高能量食物,适量摄入有益健康。

第七组　油脂交换表(份)

食物种类	重量/g	食　　物
油脂类	10	猪油、橄榄油、菜籽油、大豆油、玉米油、葵花籽油、稻米油、花生油、芝麻油等

注:建议以植物油为主,每天摄入总量不超过推荐摄入量。

任务四　食品营养标签解读与设计

食品标签显示了食品的特征、作用、保存条件与期限、食用人群与食用方法,以及其他有关信息。食品营养标签是在食品的外包装上标注营养成分,以显示食品的组成成分、食品的特征和性能。阅读食品标签和营养标签是选择和购买健康食物的重要步骤。

学习目标

- 能够指导客户通过阅读食品标签和食品营养标签选择健康安全的食品。
- 能根据相关国家标准,设计食品标签和食品营养标签。

任务导入

1. 任务描述　李女士,45岁,公司职员。身高157.5 cm,体重76.2 kg,患有高血压,已婚,有一个念高中的孩子,想通过减肥来控制血压,寻求营养师帮助。营养师陪李女士来到超市,看到了李女士喜欢的意大利卤汁面,下页图是3种意大利卤汁面的营养标签。

2. 任务目标

(1)指导李女士阅读食品标签和食品营养标签。

(2)指导李女士通过阅读食品标签和食品营养标签选择健康、安全的食品。

(3)熟悉食品营养标签的设计方法。

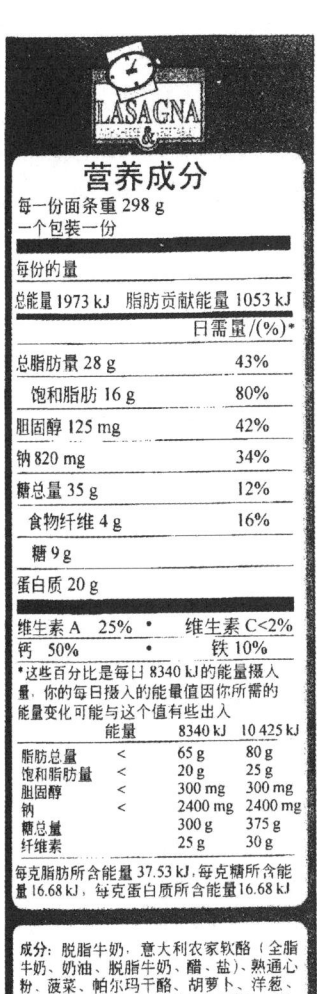
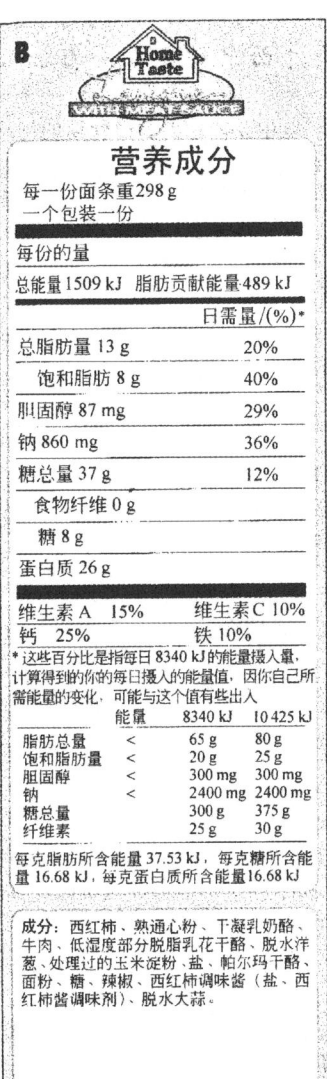
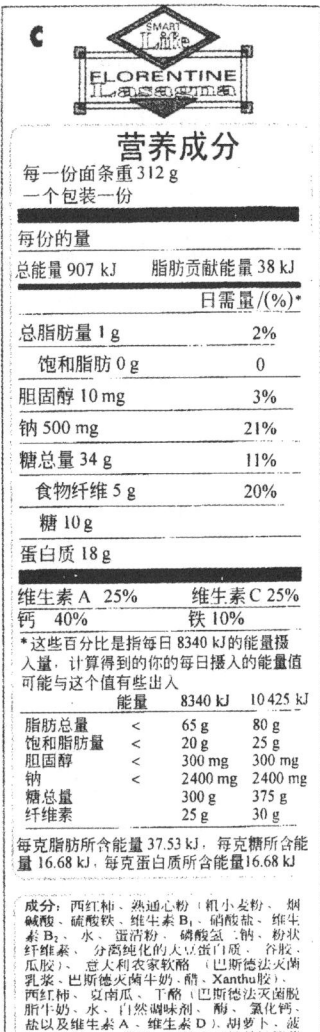

> 任务分析

相关概念

（1）预包装食品：预先定量包装好，或装（灌）入容器中，向消费者直接提供的食品。

（2）食品标签：食品包装上的文字、图形、符号及一切说明物。

（3）食品标签强制标示部分：食品名称；配料清单；净含量和沥干物（固形物）含量；制造者、经销者的名称和地址；生产日期（或包装日期）和保质期；产品标准号；质量（品质）等级；其他：辐照、转基因、营养标签。

（4）食品标签非强制标示部分：批号、食用方法。

（5）食品营养标签：在食品的外包装上标注的营养成分，以显示食品组成成分、食品的特征和性能。食品营养标签包括营养成分的标识（营养成分表）、营养声称、营养知识指南（健康声称）三个部分。

(6)核心营养素:蛋白质、脂肪、糖、钠。

(7)营养声称:对食物营养特性的建议或说明。包括营养素含量声称、比较声称、食品属性声称。

(8)健康声称(营养知识指南):食物营养素或成分维持人体正常生长、发育和生理功能作用的声称。健康声称包括营养功能声称、其他功能声称、减少慢性病发生危险的声称。

(9)中国食品标签营养素参考值(Nutrient Reference Values,NRV,以下简称"营养素参考值"):食品营养标签上食品营养素含量的参考标准,是消费者选择食品时的一种营养参照尺度。营养素参考值依据我国居民膳食营养素推荐摄入量(RNI)和适宜摄入量(AI)而制定。

> 任务实施

(一)营养标签解读和食物选择

操作步骤	操作程序	备 注
• 普通食品必须标注强制标示部分		
1. 看日期	(1)是否过期:不能购买超过保存期的预包装食品。 (2)是否符合要求:必须标注清楚,字迹清晰;不得另外加贴、补印或篡改;不得标注为某上限值至某下限值;过期的大包装不得拆掉包装、当作零售食品出售。 (3)是否按标签要求的储藏条件储藏	(1)保质期:在标签指明的储藏条件下,保持品质的期限,也称最佳食用期、最短适用日期。 (2)保存期:在标签指明的储藏条件下,预计的终止食用日期。在此日期之后,预包装食品可能不再具有消费者所期望的品质特性,不宜再食用。 (3)食品的保质期或保存期与储藏条件有关
2. 看名称、类别	(1)名称与配料是否相符:如名称写"橙汁",配料清单上写的却是"水、食用香精"。 (2)正确理解相近的食品名称:如乳饮料≠牛乳;无蔗糖食品≠无糖食品;××味食品≠××食品;花生油≠花生调和油	(1)食品名称位置醒目。 (2)食品名称反映食品真实属性
3. 看配料表	(1)根据配料排列顺序判断食品的主要原料。 (2)看食品添加剂	(1)各种配料按加入量的递减顺序一一排列(除去加入量不超过2%的配料)。 (2)产品中添加了甜味剂、防腐剂、着色剂时必须标示具体名称
4. 看净含量	反映食品原料真实含量 注意:食品包装≠内容物	(1)高度不得小于1.8 mm。 (2)与食品名称标注在同一展示面。 (3)小包装的数量或件数

续表

操作步骤	操作程序	备 注
5. 看企业名称、地址	企业名称、地址不得只写地名、国名	(1) 要求是依法登记注册的名称和地址。 (2) 委托加工应标注委托单位的名称和地址
6. 看营养成分表	(1) 一份量。 (2) 能量比较。 (3) 营养素含量比较:蛋白质、脂肪、饱和脂肪、糖、膳食纤维、钠。 (4) 日需量比较	100 g、100 mL,或一个包装

- 分析建议

	品种选择建议依据	
	营养成分	相关的慢性病
(1) 品种选择建议	能量	肥胖
	脂肪	肥胖、心血管系统疾病
	蛋白质	肾病
	糖	肥胖、糖尿病
	钠	高血压、肾病
	饱和脂肪	心血管系统疾病、糖尿病、乳癌
	胆固醇	心血管系统疾病
	膳食纤维	糖尿病、心血管系统疾病、高胆固醇、结肠直肠癌
	钙	骨质疏松症、骨折等
(2) 其他建议		

(二) 营养标签设计流程

操作步骤	操作程序	备 注
• 操作前		
1. 准备与食品标签相关的食品法规	GB 7718—2011《食品安全国家标准 预包装食品标签通则》 GB 13432—2013《食品安全国家标准 预包装特殊膳食用食品标签》 GB 2760—2024《食品安全国家标准 食品添加剂使用标准》 GB 14880—2012《食品安全国家标准 食品营养强化剂使用标准》 GB 16740—2014《食品安全国家标准 保健食品》 《食品营养标签管理规范》 《食品添加剂卫生管理办法》 中华人民共和国产品质量法、产品标示标注管理规定、中国名牌产品标志管理办法、商品条码管理办法等	

续表

操作步骤	操作程序	备注
2. 准备产品资料	①企业提供的原料配方或配比。 ②原料数据(真实可靠,有质量说明,经过检点或部门登记)。 ③营养成分数据库(如食物成分表)	
3. 确定制订营养成分表方法	①计算法:依据食物成分表。 ②测试法:需要相关资质	

- 操作中

1. 营养成分表

(1) 食物含量	计算食品的配料或配方中的 100 g 食品的各原料含量	
(2) 营养素含量	①查食物成分表的营养素含量。 ②计算食品营养素含量: 食品中各配料某营养素含量=100 g 食品中该原料配比×原料中该营养素含量 ③求和: 食品某营养素含量合计=∑(含量×占比)+强化的营养素含量 ④计算能量(单位:kJ/g): 普通食品能量=蛋白质×17+脂肪×37+糖×17 注释: a. 必须标注能量和核心营养素(蛋白质、脂肪、糖和钠),其他根据食品营养特点自选; b. 营养强化剂的名称和量排在营养素之后; c. 营养成分表达、修约间隔和排列顺序见参考1; d. 标示"0"的界限值见参考2	
(3) NRV(%)	食品中营养素占中国食品标签营养素参考值(NRV) $$Y(\%) = X/NRV \times 100\%$$ 式中:X 为食品中某营养素的含量; 　　　NRV 为该营养素的营养素参考值(见参考3); 　　　Y 为计算结果。 注释:修约间隔为1	
(4) 完成表格	选择营养标签的格式(见参考4),形成 100 g/100 mL 或每份的营养成分表	

2. 营养声称　根据食品营养特点选择,见参考5。

(1) 营养素含量声称	食物中能量或营养素含量水平的声称,如"高""富含""低""不含""无"或零	
(2) 比较声称	能量或者某营养素与基准食物或参考数值相比"减少"或"增多"的声称,如"减少""低于""增加""大于"	注:含量比较声称中必须用倍数或重量百分数标示所声称的差异,差异必须不低于25%

续表

操作步骤	操作程序	备注
（3）食品属性声称	食品营养特性的声称，如"强化""增加""多维""脱脂""某天然来源"	"某天然来源"：食品未经过任何成分添加或去除
3. 健康声称		
（1）营养功能声称	当能量或营养素含量符合参考5有关要求时，根据食品的营养特性，可选用参考6中一条或多条功能声称的标准用语	注：参考6用语不得删改和添加。根据食品营养特性和目标消费人群营养需求特点选择具体语句，不用都选
（2）其他功能声称	食物或其他成分对人体正常功能有特殊健康效应的声称	
（3）减少慢性病发生危险的声称	目前允许的保健声明： 钙——骨质疏松症； 低脂肪高纤维——癌症； 低脂肪高纤维——心脏病； 膳食脂类——癌症； 钠——高血压； 饱和脂肪及胆固醇——冠心病	
4. 其他　确定是否在预包装食品中标注致敏原成分。		
5. 食品标签的11个基本要求		

（1）所有内容，应符合国家法律、法规的规定，并符合相应产品标准的规定。

（2）所有内容应清晰、醒目、持久；应使消费者在购买时易于辨认和识读。

（3）所有内容，应通俗易懂、准确、有科学依据；不得标示封建迷信、贬低其他食品或违背科学营养知识的内容。

（4）预包装食品标签的所有内容，不得以虚假、使消费者误解或欺骗性的文字、图形等方式介绍食品；也不得利用字号大小或色差误导消费者。

（5）所有内容，不得以直接或间接暗示性的语言、图形、符号，导致消费者将购买的食品或食品的某一性质与另一食品混淆。

（6）不得与包装物（容器）分离。

（7）预包装食品的标签内容应使用规范的汉字，但不包括注册商标。①可以同时使用拼音或少数民族文字，但不得大于相应的汉字。②可以同时使用外文，但应与汉字有对应关系（进口食品的制造者和地址，国外经销者的名字和地址、网址除外）。所有外文不得大于相应的汉字（国外注册商标除外）。

（8）包装物或包装容器最大面积大于 20 cm² 时，强制标示内容的文字、符号、数字的高度不得小于 1.8 mm。

（9）如果透过外包装能清晰地识别内包装物或容器上的所有或部分强制标示内容，可以不在外包装物上重复标示相应的内容。

（10）如果在内包装物（或容器）外面另有直接向消费者交货的外包装（或大包装），可以只在外包装（或大包装）上标示强制标示内容。

（11）不得标注的内容包括：对某种疾病有"预防"或"治疗"作用；"返老还童""延年益寿""白发变黑""齿落更生""抗癌治癌"或其他类似用语；"祖传秘方""滋补食品""健美食品""宫廷食品"或其他类似用语；在食品名称前后，冠以药物名称或以药物图形及名称暗示疗效、保健或其他类似作用

- 操作后：依照相关标准审核后印制食品标签

> 任务评价

"食品营养标签解读与设计"任务学习自我检测单

姓名：	专业：	班级：	学号：
评 价 项 目		评 价	如 何 改 善
食品标签强制标示部分包括哪些？			
阅读食品营养标签的步骤是什么？			
顾客在我的指导下能进行营养食品的选择吗？			
预设计营养标签的食品营养特色是什么？			
我设计的营养声称能体现食品的营养特色吗？			
我设计的健康声称是否针对食品的目标消费人群？			
我设计的营养标签违反食品标签要求吗？			
我设计的营养标签文字表达流畅吗？			

 参考 1

营养成分表达和修约间隔表

能量或营养成分	单 位	修约间隔	能量或营养成分	单 位	修约间隔
能量	kJ	1	泛酸	mg	0.01
蛋白质	g	0.1	生物素	μg	0.1
脂肪	g	0.1	胆碱	mg	0.1
饱和脂肪酸	g	0.1	钙	mg	1
胆固醇	mg	1	磷	mg	1
糖（碳水化合物）	g	0.1	钾	mg	1
膳食纤维	g	0.1	钠	mg	1
维生素 A	μgRE	1	镁	mg	1
维生素 D	μg	0.1	铁	mg	0.1
维生素 E	mg α-TE	0.01	锌	mg	0.01
维生素 K	μg	0.1	碘	μg	0.1
维生素 B_1	mg	0.01	硒	μg	0.1
维生素 B_2	mg	0.01	铜	mg	0.01
维生素 B_6	mg	0.01	氟	mg	0.01
维生素 B_{12}	μg	0.1	铬	μg	0.1
维生素 C	mg	0.1	锰	mg	0.01
烟酸	mg	0.01	钼	μg	0.1
叶酸	μgDFE	1			

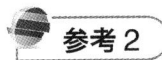

标示"0"的界限值

能量和营养成分	单 位	"0"的界限值(＊＊每100 g)
能量	kJ	≤17
蛋白质	g	≤0.5
脂肪	g	≤0.5
饱和脂肪酸	g	≤0.5
或能量来源于饱和脂肪酸		≤20
胆固醇	mg	≤5
糖(碳水化合物)	g	≤0.5
膳食纤维	g	≤0.5
钠	mg	≤5
钙、钾	mg	≤1% NRV
维生素A	mg RE	≤1% NRV
其他维生素矿物质	mg 或 μg	≤2% NRV

＊＊用份表示的时候,同时要符合每100 g"0"的界限值要求。

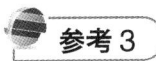

营养素参考值(NRV＊)

营 养 成 分	NRV	营 养 成 分	NRV
能量#	8400 kJ	泛酸	5 mg
蛋白质	60 g	生物素	30 μg
脂肪	<60 g	胆碱	450 mg
饱和脂肪酸	<20 g	钙	800 mg
胆固醇	<300 mg	磷	700 mg
糖	300 g	钾	2000 mg
膳食纤维	25 g	钠	2000 mg
维生素A	800 μgRE	镁	300 mg
维生素D	5 μg	铁	15 mg
维生素E	14 mg α-TE	锌	15 mg
维生素K	80 μg	碘	150 μg
维生素B_1	1.4 mg	硒	50 μg
维生素B_2	1.4 mg	铜	1.5 mg
维生素B_6	1.4 mg	氟	1 mg
维生素B_{12}	2.4 μg	铬	50 μg

续表

营 养 成 分	NRV	营 养 成 分	NRV
维生素C	100 mg	锰	3 mg
烟酸	14 mg	钼	40 μg
叶酸	400 μgDFE		

注：* NRV 仅适用于预包装食品营养标签的标示,但 4 岁以下的儿童食品和专用于孕妇的食品除外。
♯ 能量相当于 2000 kcal;蛋白质、脂肪、糖供能分别占总能量的 13%、27%与 60%。

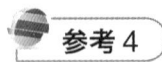

营养成分表格式

项　　目	每 100 克(g)或毫升(mL)或每份	营养素参考值(%)或 NRV%
能量	千焦(kJ)	%
蛋白质	克(g)	%
脂肪——饱和脂肪	克(g)	%
胆固醇	克(g)	%
碳水化合物——糖	克(g)	%
膳食纤维	克(g)	%
钠	毫克(mg)	%
钙	毫克(mg)	%
维生素 A	微克视黄醇当量(μg RE)	%

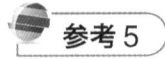

含量声称和比较声称的要求和条件

项　目	声称方式	含　量　要　求	限制性条件
能量	减少能量	与基准食品相比减少 25%以上	基准食品应为消费者熟知的同类食品
	低能量	≤170 kJ/100 g 固体； ≤80 kJ/100 mL 液体	
	无或零能量	≤17 kJ/100 g(固体)或 100 mL(液体)	
蛋白质	低蛋白质	来自蛋白质的能量≤总能量的 5%	总能量指每 100 g 或每份
	蛋白质来源或含有蛋白质或提供蛋白质	每 100 g 的含量≥10% NRV； 每 100 mL 的含量≥5% NRV 或 每 420 kJ 的含量≥5% NRV	

续表

项　目	声称方式	含量要求	限制性条件
蛋白质	高或富含蛋白质或蛋白质丰富	"来源"的2倍以上	
脂肪	低脂肪	≤3 g/100 g 固体； ≤1.5 g/100 mL 液体	
	减少或减脂肪	与基准食品相比,减少25%以上	基准食品的定义同上
	脱脂	液态奶和酸奶:脂肪含量≤0.5%； 奶粉:脂肪含量≤1.5%	仅指乳品类
	零,无或不含脂肪	≤0.5 g/100 g(固体)或100 mL(液体)	
	低饱和脂肪	≤1.5 g/100 g 固体； ≤0.75 g/100 mL 液体	(1)指饱和脂肪及反式脂肪的总和。 (2)其提供的能量占食品总能量的10%以下
	零,无或不含饱和脂肪	≤0.1 g/100 g(固体)或100 mL(液体)	指饱和脂肪及反式脂肪的总和
	瘦	脂肪含量≤10%	仅指畜肉类和禽肉类
胆固醇	减少或减胆固醇	与基准食品相比,减少25%以上	基准食品的定义同上
	低胆固醇	≤20 mg/100 g 固体； ≤10 mg/100 mL 液体	应同时符合低饱和脂肪的声称含量要求和限制性条件
	无、或不含、零胆固醇	≤0.005 g/100 g(固体)或100 mL(液体)	
糖	减少或减糖	与基准食品相比,减少25%以上	基准食品的定义同上
	低糖	≤5 g/100 g(固体)或100 mL(液体)	
	无或不含糖	≤0.5 g/100 g(固体)或100 mL(液体)	
钠	低钠	≤120 mg/100 g 或100 mL	
	极低钠	≤40 mg/100 g 或100 mL	
	无或不含、零钠	≤5 mg/100 g 或100 mL	
钙或其他矿物质	钙(××)来源或含有钙(××)或提供钙(××)	每100 g 中含量≥15% NRV； 每100 mL 中含量≥7.5% NRV 或 每420 kJ 中含量≥5% NRV	
	高或富含××或××的良好来源	"来源"的2倍以上	
	增加、加或减少、减××	与基准食品相比,增加或减少25%以上	基准食品的定义同上

续表

项　目	声称方式	含量要求	限制性条件
维生素	××来源 或含有×× 或提供××	每 100 g 中含量≥15% NRV； 每 100 mL 中含量≥7.5% NRV 或者 每 420 kJ 中含量≥5% NRV	
	高或富含××	"来源"的两倍以上	
	增加、增或减少、减××	与基准食品相比,增加或减少 25% 以上	基准食品的定义同上
	多维	含量符合上述相应来源的含量要求	添加 3 种以上的维生素
膳食纤维	膳食纤维来源或含有膳食纤维	≥3 g/100 g； ≥1.5 g/100 mL	膳食纤维总量符合其含量要求；或者可溶性膳食纤维、不溶性膳食纤维或单体成分任一项符合含量要求
	高或富含膳食纤维或良好来源	"来源"的 2 倍以上	
糖	增加、增或减少、减	与基准食品相比,增加或减少 25% 以上	基准食品的定义同上
	减少或减乳糖	与基准食品相比减少 25% 以上	仅指乳品类
	低乳糖	乳糖含量≤2 g/100 g(mL)	
	无乳糖	乳糖含量≤0.5 g/100 g(mL)	

注:使用每份食品的含量时也必须符合 100 g(mL)的含量规定。

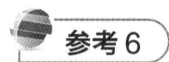

营养成分功能声称的标准用语

营养成分	功能声称的标准用语
1. 能量	人体需要能量来维持生命活动。 机体的生长发育和生命活动都需要能量。 适当的能量可以保持良好的健康状况
2. 蛋白质	蛋白质是人体的主要构成物质并提供多种氨基酸。 蛋白质是人体生命活动中必需的重要物质,有助于组织的形成和生长。 蛋白质有助于构成或修复人体组织。 蛋白质有助于组织的形成和生长。 蛋白质是组织形成和生长的主要营养素
3. 脂肪	脂肪提供高能量。 每天膳食中脂肪提供的能量占总能量的比例不宜超过 30%。 脂肪是人体的重要组成成分。 脂肪可辅助脂溶性维生素的吸收。 脂肪提供人体必需脂肪酸

续表

营 养 成 分	功能声称的标准用语
4. 饱和脂肪	饱和脂肪可促进食物中胆固醇的吸收。 饱和脂肪摄入量应少于每天总脂肪摄入量的 1/3,摄入过多饱和脂肪有害健康。 摄入过多饱和脂肪可使胆固醇增高,摄入量应少于每天总能量的 10%
5. 胆固醇	每天膳食中胆固醇摄入量不宜超过 300 mg
6. 糖	糖是人类生存的基本物质和能量主要来源。 糖是人类能量的主要来源。 糖是血糖生成的主要来源。 膳食中糖提供的能量应占总能量的 60% 左右
7. 钠	钠能调节机体水分,维持酸碱平衡。 中国营养学会建议每人每天食盐的摄入量不要超过 5 g。 钠摄入过量有害健康
8. 钙	钙是人体骨骼和牙齿的主要组成成分,人体许多生理功能也需要钙的参与。 钙是骨骼和牙齿的主要成分,并维持骨骼密度。 钙有助于骨骼和牙齿的发育。 钙有助于骨骼和牙齿更坚固
9. 铁	铁是血红细胞形成的因子。 铁是血红细胞形成的必需元素。 铁对血红蛋白的产生是必需的
10. 锌	锌是儿童生长发育必需的元素。 锌有助于改善食欲。 锌有助于皮肤健康
11. 镁	镁是能量代谢、组织形成和骨骼发育的重要物质
12. 碘	碘是甲状腺发挥正常功能的要素
13. 维生素 A	维生素 A 有助于维持暗视力。 维生素 A 有助于维持皮肤和黏膜健康

续表

营养成分	功能声称的标准用语
14. 维生素 C	维生素 C 有助于维持皮肤和黏膜健康。 维生素 C 有助于维持骨骼和牙龈健康。 维生素 C 可以促进铁的吸收。 维生素 C 有抗氧化作用
15. 维生素 D	维生素 D 可促进钙的吸收。 维生素 D 有助于骨骼和牙齿的健康。 维生素 D 有助于骨骼形成
16. 维生素 E	维生素 E 有抗氧化作用
17. 维生素 B_1	维生素 B_1 是能量代谢中不可缺少的成分。 维生素 B_1 有助于维持神经系统的正常生理功能
18. 维生素 B_2	维生素 B_2 有助于维持皮肤和黏膜健康。 维生素 B_2 是能量代谢中不可缺少的成分
19. 烟酸	烟酸有助于维持皮肤和黏膜健康。 烟酸是能量代谢中不可缺少的成分。 烟酸有助于维持神经系统的健康
20. 维生素 B_6	维生素 B_6 有助于蛋白质的代谢和利用
21. 维生素 B_{12}	维生素 B_{12} 有助于红细胞形成
22. 叶酸	叶酸有助于胎儿大脑和神经系统的正常发育。 叶酸有助于红细胞形成。 叶酸有助于胎儿正常发育
23. 泛酸	泛酸是能量代谢和组织形成的要素
24. 膳食纤维	膳食纤维有助于维持正常的肠道功能

任务五　运动方案制订

学习目标

- 能够根据客户实际情况确定客户的能量和营养素需要量,能正确选择食物并确定主食、副食需要量。
- 能使用 Excel 或营养计算软件进行食谱营养评价和食谱调整。

任务导入

1. 任务描述　王女士,31 岁,中学教师。身高 159 cm,体重 68 kg,体重指数(BMI)=26.9 kg/m²,未婚。自述营养运动干预目标是 6 个月后婚礼时体重减至 55 kg。近一个月每天饭后步行半小时,体格检查结果显示各指标正常,无确诊心肺及骨关节疾病,无相关疾病的症状和体征,双亲身体健康。王女士晨起心率 62 次/分,体脂率 32%,肌肉量不足。身体素质测试结果:无运动史,无运动损伤,心肺耐力处于中低水平,肌肉力量和耐力较差,柔韧性良好。

2. 任务目标
(1) 根据王女士体质评估结果和干预目标确定运动目标。
(2) 能根据运动方案制订原则确定王女士的运动频率、运动强度、运动时间和运动方式。
(3) 指导王女士完成一次运动安排。

任务分析

1. 运动方案制订七原则　安全性原则、个性化原则、目标明确原则、全面发展原则、循序渐进原则、量力而行原则、持之以恒原则。

2. 运动方案制订要素(FITT-VP 原则)
(1) 运动频率(F):多久进行运动 1 次,如每周至少运动 3 次。
(2) 运动强度(I):代表运动的费力程度。一般运动强度分三个等级:低强度、中强度、高强度。有氧运动常用的运动强度监测指标包括心率、呼吸、主体感觉和代谢当量(MET),力量训练常用最大可重复次数(RM)表示运动强度的大小。
(3) 运动时间(T):某次运动持续的时间。健身运动初期,运动时间可稍短;经过一段时间运动健身后,再适当延长运动时间。每天可集中进行 1 次运动,也可分多次进行,但每次运动时间原则上应持续 10 min 以上,其中中等强度运动在 5 min 以上。
(4) 运动方式(T):运动参与者采用的具体运动手段和运动方法。《全民健身指南》中将体育健身活动项目归纳为有氧运动、力量训练、拉伸运动、球类运动和中国传统运动 5 大类。
(5) 运动总量(V):运动强度在运动时间上的累积。
(6) 运动进阶(P):跟随运动计划的进展,逐步进阶。

3. 相关术语和定义
(1) 最大心率:指人体运动过程中所能达到的最快心跳频率(次/分),常用估算方法:最大心率=220-年龄。
《全民健身指南》中将运动中心率达到 50%~60% 的最大心率时的运动归低强度运动;达到 60%~85% 的最大心率的运动为中强度运动;≥85% 的最大心率的运动为高强度运动。
(2) 代谢当量(MET):以运动能量消耗代表运动强度的一种方法。1 MET 的运动强度代表每分钟每千克体重消耗 3.5 mL 氧气,相当于一个人在静息状态下每分钟氧气的消耗量,能量消耗约为 0.0167 kcal(相当于每小时每千克体重消耗 1 kcal 能量)。
《全民健身指南》中,久坐≤1.5 MET,低强度运动的运动为高强度运动<3 MET,中强度运动为 3~6 MET,高强度运动>6 MET。
(3) 最大可重复次数(RM):指在肌肉力量练习时,采用某种负荷所能重复的最多力量练习次数。如客户 A 可以完成 1 次俯卧撑,相当于强度为 1 RM,而客户 B 可以完成 20 次俯卧撑,相当于运动强度为 20 RM。

任务实施

操作步骤	操作程序	备注
• 操作前		
1. 客户基本信息收集	（1）问候。 （2）询问客户姓名、性别、年龄、工作及劳动强度、健康史或疾病史、运动营养风险筛查、联系方式等	过程同营养运动评估及诊断流程。 王女士评价结果： （1）临界肥胖，肌肉量不足；运动低风险，无运动损伤；无运动史，但每天步行半小时。 （2）目前属于运动适应期；心肺耐力处于中低水平；肌肉力量和耐力较差；柔韧性良好
2. 身体形态测量	测量身高、体重、体脂率、腰围、臀围等指标	
3. 身体素质测评	包括运动史、心肺耐力、肌肉适能、身体柔韧性、运动技巧类运动素质评价	
• 操作中		
1. 确定运动目标		
（1）体重目标	目前体重：65 kg； 第一阶段目标：62 kg； 半年后目标：55 kg	每月体重减轻 2~3 kg
（2）运动干预目标	减脂增肌，改善心肺耐力和身体柔韧性	有氧运动——改善心肺耐力； 力量训练——提高肌肉适能； 拉伸运动——改善关节灵活性和身体柔韧性
（3）运动耗能目标	每天能量负平衡约为 900 kcal，其中 营养干预目标：−500 kcal； 运动耗能目标：+400 kcal	第一个月体重减少 3 kg，相当于每天减少 100 g 脂肪，能量负平衡约 900 kcal
2. 遵循 FITT 原则设计运动方案（王女士为运动初期阶段）		
（1）第一阶段运动指导方案	运动频率(F)： ①有氧运动：3 次/周。 ②力量练习：3 次/周，1 部位/次。 ③柔韧性练习：3 次/周 运动强度(I)：中等强度 最大心率＝220−31＝189 次/分 ①有氧运动心率：100~120 次/分。 ②力量练习：每次选择 2 种力量训练方式，20~30 RM，每组重复 10~15 次。 ③柔韧性练习：轻度静力拉伸	初期阶段运动指导方案： ①有氧运动：2~3 次/周。 ②力量练习：1~2 次/周。 ③柔韧性练习：2~3 次/周 初期阶段运动指导方案： ①有氧运动：低于 63% 的最大心率，中强度运动：3~6 MET。 ②力量练习：>20 RM。 ③柔韧性练习：轻度静力拉伸为主

续表

操作步骤	操作程序	备注
	运动时间(T)： ①有氧运动：30 min。 ②力量训练：20 min。 ③柔韧性练习：2~5 分/次	初期阶段运动指导方案： ①有氧运动：20~30 min。 ②力量练习：20~30 min。 ③柔韧性练习：2~5 分/次
	运动方式(T)： ①有氧运动：健步走。 ②力量练习：每次选择 1 个部位，2 个动作。 上肢(原地推墙、跪卧撑)； 下肢(半蹲起、原地纵跳)； 躯干(仰卧卷腹、仰卧腿交替)。 ③柔韧性练习：压肩、压腿、转腰或根据力量练习项目完成拉伸	初期阶段运动指导方案： ①有氧运动：健步走、慢跑、骑自行车、游泳等。 ②力量练习：上肢(原地推墙、跪卧撑等)、下肢(半蹲起、原地纵跳等)、躯干(平板支撑、仰卧卷腹、俯卧挺身等)。 ③柔韧性练习：压肩、压腿、转腰等。 ④神经肌肉综合练习：六字诀、五禽戏、瑜伽等

初期运动方案

活动内容	W1	W2	W3	W4	W5	W6	W7
准备活动	休息	步行，动态拉伸	休息	步行，动态拉伸	休息	步行，动态拉伸	休息
有氧运动		健步走 30 min，心率 100~120 次/分		骑自行车 3000 m，心率 100~120 次/分		郊游 30 min，心率 100~120 次/分	
力量练习		上肢练习 2 种，20~30 RM，15~20 次/组，3 组/种，间歇 1~2 min		躯干练习 2 种，20~30 RM，15~20 次/组，3 组/种，间歇 1~2 min		下肢练习 2 种，20~30 RM，15~20 次/组，3 组/种，间歇 1~2 min	
拉伸练习		轻度静态拉伸		轻度静态拉伸		轻度静态拉伸	
描述	持续 8 周，每周运动 3 次，每次 5~10 min 热身、10~20 min 力量练习、10~30 min 有氧运动、5~10 min 放松活动，每 2 周运动递增 3~5 min，第 8 周运动时间增加至 1 h 左右							
自我感觉	运动后有舒适感，精神愉悦							

操作步骤	操作程序	备注
(2) 第二阶段运动指导方案	运动频率(F)： ①有氧运动：3~5 次/周。 ②力量练习：3 次/周，1 部位/次。 ③柔韧性练习：3 次/周	适应期阶段运动指导方案： ①有氧运动：3~5 次/周。 ②力量练习：2~3 次/周。 ③柔韧性练习：2~3 次/周
	运动强度(I)：中强度 ①有氧运动心率 110~140 次/分。 ②力量练习：每次选择 2 种力量训练方式，15~20 RM，每组重复 15 次。 ③柔韧性练习：轻度静力拉伸	适应期阶段运动指导方案： ①有氧运动：57%~76% 的最大心率；中强度运动：3~6 MET。 ②力量练习：11~20 RM。 ③柔韧性练习：轻度静态拉伸为主

续表

操作步骤	操作程序	备注
	运动时间(T)： ①有氧运动：30～60 min。 ②力量训练：20～30 min。 ③柔韧性练习：5～10 分/次	适应期阶段运动指导方案： ①有氧运动：30～60 min。 ②力量练习：20～30 min。 ③柔韧性练习：5～10 分/次
	运动方式(T)： ①有氧运动：健步走。 ②力量练习：每次选择 1 个部位，2～3 个动作。 上肢(原地推墙、跪卧撑)； 下肢(半蹲起、原地纵跳)； 躯干(仰卧卷腹、仰卧腿交替、俯卧挺身)。 ③柔韧性练习：压肩、压腿、转腰或根据力量练习项目完成拉伸	适应期阶段运动指导方案： ①有氧运动：健步走、慢跑、骑自行车、游泳、跳绳、登山等。 ②力量练习：上肢(跪卧撑、哑铃提拉等)、下肢(蹲起、深蹲跳等)、躯干(平板支撑、仰卧卷腹、俯卧两头起等)。 ③柔韧性练习：压肩、压腿、转腰、正踢腿、侧踢腿、甩腰等。 ④神经肌肉综合练习：六字诀、五禽戏、太极剑、瑜伽等

第二阶段运动方案

活动内容	W1	W2	W3	W4	W5	W6	W7
准备活动	休息	步行，动态拉伸	步行，动态拉伸	步行，动态拉伸	休息	步行，动态拉伸	步行，动态拉伸
有氧运动		快走 1000 m，慢跑 2000 m，心率 110～140 次/分	快走 3000 m，心率 110～120 次/分	骑自行车 10 km，心率 110～120 次/分		郊游或登山 45 min	骑自行车 10 km，心率 110～120 次/分
力量练习		上肢练习 2 种，15～20 RM，15～20 次/组，3 组/种，间歇 1～2 min		躯干练习 2 种，15～20 RM，15～20 次/组，3 组/种，间歇 1～2 min			下肢练习 2 种，15～20 RM，15～20 次/组，3 组/种，间歇 1～2 min
拉伸练习		整理、拉伸	整理、拉伸	整理、拉伸		拉伸	整理、拉伸
描述	持续 8 周，每周运动 3～5 次，每次 30～60 min，其中力量练习 2～3 天，有氧运动 3～5 天，每次运动后拉伸 5～10 min						
自我感觉	运动后有舒适感，精神愉悦						

操作步骤	操作程序	备注
(3)第三阶段运动指导方案	运动频率(F)： ①有氧运动：5 次/周。 ②力量练习：3～4 次/周，1 部位/次。 ③柔韧性练习：>3 次/周	长期阶段运动指导方案： ①有氧运动：5 次/周。 ②力量练习：3～4 次/周。 ③柔韧性练习：>3 次/周

续表

操作步骤	操作程序	备注
	运动强度(I):中强度 ①有氧运动心率110~150次/分。 ②力量练习:每次选择2种力量训练方式,11~20 RM,每组重复15~20次。 ③柔韧性练习:轻度静态拉伸	长期阶段运动指导方案: ①有氧运动:60%~85%的最大心率,中强度运动;3~6 MET。 ②力量练习:11~20 RM。 ③柔韧性练习:轻度静态拉伸为主
	运动时间(T): ①有氧运动:30~60 min。 ②力量训练:20~30 min。 ③柔韧性练习:10~15分/次	长期阶段运动指导方案: ①有氧运动:30~60 min。 ②力量练习:20~30 min。 ③柔韧性练习:10~15分/次
	运动方式(T): ①有氧运动:慢跑、骑自行车、打羽毛球、跳绳、跳健身舞、登山等。 ②力量练习:每次选择1个部位,2~4个动作。 上肢(俯卧撑、哑铃提拉等); 下肢(深蹲起、原地纵跳等); 躯干(仰卧卷腹、仰卧腿交替、俯卧二头起等)。 ③柔韧性练习:压肩、压腿、转腰、瑜伽,或根据力量练习项目完成拉伸	长期阶段运动指导方案: ①有氧运动:健步走、慢跑、骑自行车、游泳、跳绳、登山、跳健身舞等。 ②力量练习:上肢(跪卧撑、俯卧撑、哑铃提拉、杠铃卧推等)、下肢(深蹲起、原地纵跳、深蹲跳、弓步跳等)、躯干(平板支撑、仰卧卷腹、车轮步、俯卧两头起等)。 ③柔韧性练习:压肩、压腿、转腰、正踢腿、侧踢腿、甩腰、麻花拉伸等。 ④神经肌肉综合练习:太极拳、五禽戏、八段锦、易筋经、瑜伽等

第三阶段运动方案

活动内容	W1	W2	W3	W4	W5	W6	W7
准备活动	休息	步行,动态拉伸	步行,动态拉伸	步行,动态拉伸	步行,动态拉伸	步行,动态拉伸	步行,动态拉伸
有氧运动		快走1500 m,慢跑3000~4000 m,心率120~150次/分	快走4000 m,心率110~120次/分	自行车15 km,心率110~120次/分	快走1000 m	郊游或登山60 min	慢跑4000 m,心率140~150次/分
力量练习		上肢/下肢练习3~4种,15~20 RM,15~20次/组,3组/种		上肢/腹肌练习3~4种,15~20 RM,15~20次/组,3组/种	下肢/背肌练习3~4种,15~20 RM,15~20次/组,3组/种		腹肌/背肌练习3~4种,15~20 RM,15~20次/组,3组/种
拉伸练习		整理、拉伸	整理、拉伸	整理、拉伸	整理、拉伸	整理、拉伸	整理、拉伸
描述	相对稳定的长期运动方案,每周运动3~7次,3~4次中强度运动,1~2次高强度运动,每次运动30~60 min,每周1~2次力量练习,每次运动后拉伸10 min						
自我感觉	运动后有舒适感,精神愉悦。心肺耐力、肌肉力量和柔韧性不同程度提高						

续表

操作步骤	操作程序	备注
• 操作后		
其他	（1）行为干预：NEAT减脂法（即非运动活动产热减脂法），如工作时站立代替坐姿，上班走路代替坐车等。 （2）提醒客户注意控制运动强度、运动时间，防止运动过量或运动损伤。 （3）提醒客户注意运动场地、器材、季节、气候等环境因素。 （4）引导客户运动时穿戴合适的运动服装。 （5）指导客户合理营养、科学补水、充足睡眠、心理平衡等	利用工作间歇时间进行活动
管理	运动方案总结、归档	运动营养方案跟踪执行、效果反馈及动态调整

任务评价

"运动方案制订"任务学习自我检测单

姓名：	专业：	班级：	学号：
评价项目		评 价	如何改善
运动方案制订要素有哪些？			
运动方案制订中，我是如何体现安全性原则的？			
运动方案制订中，我是如何体现个性化原则？			
我的运动方案制订目标是什么？			
运动方案制订中，我是如何遵循全面发展原则的？			
我是否引导客户运动中注意循序渐进、量力而行？			
当客户出现畏难心理时，我应该如何引导？			
我知道客户的运动爱好吗？我的运动方案制订时是否考虑了客户爱好？			
客户每天进行30 min慢跑锻炼（7 METs）时，每周运动3次，那么该客户每周的运动消耗总量是多少？（参见参考4）			

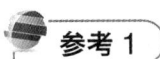

参考 1

基于证据的有氧(心肺耐力)运动推荐

FITT-VP	基于证据的推荐
频率	中强度运动每周不少于 5 次,或高强度运动每周不少于 3 次,或中到高强度相结合的运动每周不少于 3 次
强度	(1) 推荐大多数成人进行中和(或)高强度运动。 (2) 非健康个体可以通过进行低到中强度运动获益
时间	(1) 推荐大多数成人进行每天 30~60 min 的中强度运动,或 20~60 min 的高强度运动,或中到高强度相结合的运动。 (2) 每天不足 20 min 的运动可使静坐少动人群获益
方式	推荐进行规律的、有目标的、动用大肌肉群的持续性周期性运动
总量	(1) 推荐的运动量每周 500~1000 MET-min。 (2) 每天不少于 7000 步可获得健康益处,可以通过每天至少步行 2000 步开始逐渐到达该目标。 (3) 不能或不愿意达到推荐运动量的个体,通过较小运动量也可获得一定的健康益处
模式	(1) 完成这一推荐量可以是连续的,也可以是一天中以每次至少持续 10 min 的多次活动累计完成。 (2) 每次持续少于 10 min 的运动适用于健康状况差的客户
进阶	(1) 循序渐进地调整运动的持续时间、频率和(或)强度,从而达到运动目标。 (2) 循序渐进的运动计划可以增加运动者的坚持性、减少骨骼肌损伤和不良心血管事件的发生风险

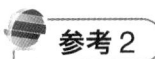

参考 2

基于证据的抗阻运动推荐

FITT-VP	基于证据的推荐
频率	每周对每一个大肌群训练 2~3 次
强度	(1) 初学者以 60%~70% 1-RM 间歇训练提高力量。 (2) 有经验的力量训练者以 80% 1-RM 提高力量。 (3) 老年人以 40%~50% 1-RM 为起始强度提高力量。 (4) 久坐人群以 40%~50% 1-RM 为起始强度也有利于力量的增长。 (5) 以<50% 1-RM 增加肌肉耐力。 (6) 老年人以 20%~50% 1-RM 提高爆发力
时间	尚无明确证明的有效时间

续表

FITT-VP	基于证据的推荐
方式	（1）推荐进行包含所有大肌群在内的抗阻运动。 （2）推荐所有人进行多关节运动，它不仅能动员一个以上的大肌群，并且能针对主动肌和拮抗肌进行训练。 （3）抗阻运动计划中，也可包含针对主要肌群的单关节练习，通常安排在特定肌群的多关节练习之后。 （4）可以使用多种抗阻训练工具和（或）自身体重来完成上述运动
重复次数	（1）推荐大多数成人以 8～12 次提高力量和爆发力。 （2）中老年人开始练习时，重复 10～15 次以有效地提高力量。 （3）建议重复 15～20 次以提高耐力
组数	（1）推荐大多数成人进行 2～4 组训练以提高力量和爆发力。 （2）仅 1 组练习也是有效的，尤其对老年人和初学者。 （3）≤2 组用来提高肌肉耐力
模式	（1）有效的组间休息时间是 2～3 min。 （2）建议同一肌群练习应至少间隔 48 h
进阶	推荐逐步增加阻力和（或）每组重复次数，和（或）逐渐增加频率

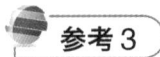

基于证据的柔韧性练习推荐

FITT-VP	基于证据的推荐
频率	至少每周 2～3 次，每天练习效果最好
强度	拉伸达到拉紧或轻微不适状态
时间	（1）推荐大多数人静态拉伸保持 10～30 s。 （2）老年人拉伸保持 30～60 s 获益更多。 （3）进行 PNF 时，最好先进行 3～6 s 低到中强度收缩（20%～75% 最大随意收缩），紧接着进行 10～30 s 辅助拉伸
方式	（1）建议对所有主要肌肉、肌腱单元进行一系列的柔韧性练习。 （2）静态拉伸（包括主动和被动拉伸）、动力拉伸、弹震性拉伸以及 PNF 都是有效的方法
总量	合理的练习量是每个柔韧性练习的总时间为 60 s
模式	（1）建议每个柔韧性练习都重复 2～4 次。 （2）肌肉温度升高时进行柔韧性练习的效果最好，通过主动热身或热敷、洗澡等被动方法都可以提高肌肉温度
进阶	尚无最佳进阶计划建议

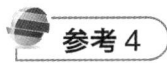

中国健康成人常见中强度运动能量消耗参考值

活动分类	具体身体活动	MET	强度
步行	步行:4.0 km/h	3.5	中等
	步行:最适速度,4.0~6.4 km/h	4.2	中等
	步行:5.6~5.8 km/h	4.6	中等
	步行:快步走	4.7	中等
	上下楼梯	4.7	中等
	步行:6.0~6.5 km/h	5.5	中等
骑自行车	户外骑行:10 km/h	3.6	中等
	户外骑行:12 km/h	3.9	中等
	户外骑行:13 km/h	4.4	中等
	户外骑行:15 km/h	5.5	中等
健身锻炼	瑜伽	3.1	中等
	抗阻训练:0~80%体重负重深蹲	3.5	中等
	韵律运动:俯卧撑	3.6	中等
	功率自行车:10~15 km/h	4.3	中等
	广播体操:第九套	4.4	中等
	抗阻训练:单一动作(卧推、俯身划船、颈后屈臂、推举)	4.4	中等
	功率自行车:37%~45%VO_{2max}	4.6	中等
	功率自行车:40%~60%VO_{2max},不同时间	4.8	中等
	抗阻训练:组合训练(手臂、胸部、腹部、腿部),低力量负荷	5	中等
	功率自行车:70 r/min	5.3	中等
	抗阻训练:仰卧起坐,多组	5.7	中等
跑步	跑步:4.8~5 km/h	4.8	中等
	慢跑:160步/分	5.5	中等
	慢跑:坡度3%,5.6 km/h	5.8	中等
文娱活动	虚拟现实游戏(VR):拳击等	4.5	中等
	体感游戏:乒乓球、田径、沙滩排球等	4.9	中等
	体感游戏(Switch):健身环运动	5	中等
	广场舞:不同舞曲(如《桃花谣》《吉祥谣》等)	5.1	中等

续表

活动分类	具体身体活动	MET	强度
体育活动	排球	4.1	中等
	散打	4.7	中等
	足球:颠球、双人传球、运球过人	4.7	中等
	舞蹈准备活动:芭蕾舞、民族舞	4.9	中等
	乒乓球:正反手攻球和推挡	5.1	中等
	健美操	5.3	中等
	舞蹈把杆动作:芭蕾舞、民族舞	5.9	中等
中国传统运动	六字诀	3.1	中等
	太极拳:杨氏太极拳,32式太极拳	3.2	中等
	易筋经	3.2	中等
	五禽戏	3.4	中等
	太极柔力球	3.5	中等
	太极拳:24式简化,高架势,不同水平	3.8	中等
	八段锦:高架势	3.8	中等
	太极拳:24式简化,中架势	4.2	中等
	健身秧歌:第五套	4.4	中等
	太极剑:32式	4.5	中等
	太极拳:24式简化,低架势	4.9	中等
	八段锦:低架势	4.9	中等
	五禽戏:中华五禽操	5.1	中等

项目四

营养监测与评估

营养监测与评估(nutrition monitoring and evaluation)构成了营养诊疗程序(NCP)的第四步。监测是后继步骤,评估是比较步骤,可以与上次访问比较,或与标准或目标进行比较。

任务一　营养监测和效果评估

学习目标

- 能够在营养评估、营养诊断、营养干预过程中及时记录客户的问题、目标、影响因素、问卷或客户的自我监控记录、食物和营养摄入、人体测量、生化和医学检查等数据源。
- 在客户自我管理之前,能经常跟进并重新评估,与客户共同检查和讨论,确定遇到的困难,并给出解决方案,进一步干预、指导和支持,以加强理想的习惯,并保持渐进的、明确的变化。

任务导入

1. 任务描述　李女士,45 岁,公司职员。身高 157.5 cm,体重 76.2 kg,患有高血压,已婚,有一个念高中的孩子,想通过减肥来控制血压,寻求营养师帮助。目前已营养干预 2 周。

2. 任务目标
(1) 确定营养监测和效果评估的指标。
(2) 对营养监测和评估结果进行总结、讨论。

任务分析

1. 监测和评估的目的　确定进展情况,根据需要修改建议,以推动实现目标。确定用何种营养干预措施以及营养评估均需要个性化,因人而异。

监测和评估的数据是咨询过程的测量结果。结果数据确定了医学营养治疗在客户管理中的益处。

营养师在效果评估中常需注意以下几件事。
(1) 客户在遵循设定的目标和实施新的饮食行为方面的成功。
(2) 营养干预措施的完成程度,包括优缺点。
(3) 自己作为营养师的个人技能。

2. 监测和评估的文件 文件对保障高质量的营养诊疗和开展有效的营养监测和评估至关重要。

（1）营养师对客户的干预过程,应使用营养诊疗步骤进行记录,在医疗记录中传达给医疗团队或其他护理团队。确保执行中的文件应符合营养诊疗过程中的所有步骤。

（2）临床营养师的出院指示必须记录在案,并提供给负责该客户持续护理的组织和个人。

（3）当客户返回随访预约时,应注意记录所取得的健康结果和目标的结果:如可以评估体重、膳食摄入量、耐受性问题、最新实验室检查结果、药物治疗和自我管理技能的变化;应记录新的目标和干预措施的后续评估。

3. 监测与评估三过程 实施评估——效果评估——对比评估。

→ 任务实施

操作步骤	操作程序	备 注
• 操作前		
（1）复习前期状态、干预目标		
（2）确定评估指标:身高、体重、血糖、血脂、血压等		
（3）预约面谈时间		
• 操作中(监测与评估三过程)		
1. 实施评估		
（1）初步沟通	检查客户对NCP的了解和遵守情况	判断干预措施是否得到切实执行
（2）膳食调查	①每月1～2次24 h食物回顾法膳食调查。 ②根据诊断需要自选食物频率法调查	是否改变了客户的习惯和状况
（3）其他	判断其他正面或负面效果: ①认知:食物营养、营养不良、高血压、肥胖等营养知识。 ②行为:膳食、运动、食物购买选择、自我保健技能、疾病就诊等。 ③态度:营养需求、服务的可利用性、对健康相关行为的感受等。 ④生活质量等	了解未能遵守的原因或进度不足的原因
2. 效果评估		
（1）人体测量	①成人:体重(BW)、体重指数(BMI)、腰围(WC)、三头肌皮褶厚度(TSF)、上臂围(MAC)、握力(grip strength)、血压等。 ②婴幼儿:身长、体重、头围、胸围	脂肪评估:BW、BMI、WC、TSF 肌肉评估:BW、BMI、上臂肌围(MAMC)、握力
（2）生化指标	血糖、血脂(TC、TG)、白蛋白(A1b)、前白蛋白(pre-A1b)、血液中离子等	

续表

操作步骤	操作程序	备注
（3）人体组成测定	体成分分析、瘦体重（lean body mass, LBM）、骨密度测定等	每 3～6 个月
（4）综合评价	SGA/MNA 等营养评估表	每 3～6 个月
3. 对比评估		
（1）当前效果与前期状态做对比		
（2）当前效果与干预目标做对比		
（3）当前效果与参考标准做对比		
• 操作后		
（1）调整	根据营养状况的改变相应调整。 ①途径。 EN＋PN 者：EN 达 80％目标量，即可停用 PN； ONS＋管饲者：经口摄入量达 50％目标量，可逐渐减少管饲喂养量，达 80％，即可停管饲； 饮食＋ONS 者：ONS 减量至 200 kcal/d 后，BMI≥20 kg/m^2 或体重每个月增加 1～2 kg，可停用 ONS。 ②剂量	
（2）随访	①住院患者，每周评估 1 次； ②院外营养干预期间，每 2～4 周随访 1 次	

任务评价

"营养监测和效果评估"任务学习自我检测单

姓名：	专业：	班级：	学号：
评价项目		评价	如何改善
食物摄入、膳食结构有变化吗？			
宏量营养素、微量营养素的营养状况有变化吗？			
蛋白质-能量营养不良、贫血、钙缺乏、维生素 A 缺乏等状况有改善吗？			
超重、肥胖及营养相关疾病状况有改善吗？			
我在开展现场调查、信息收集过程是否有漏项？			
我的监测和效果评估报告中是否有相应的意见和建议？			

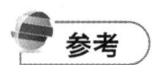

营养诊疗程序(NCP)

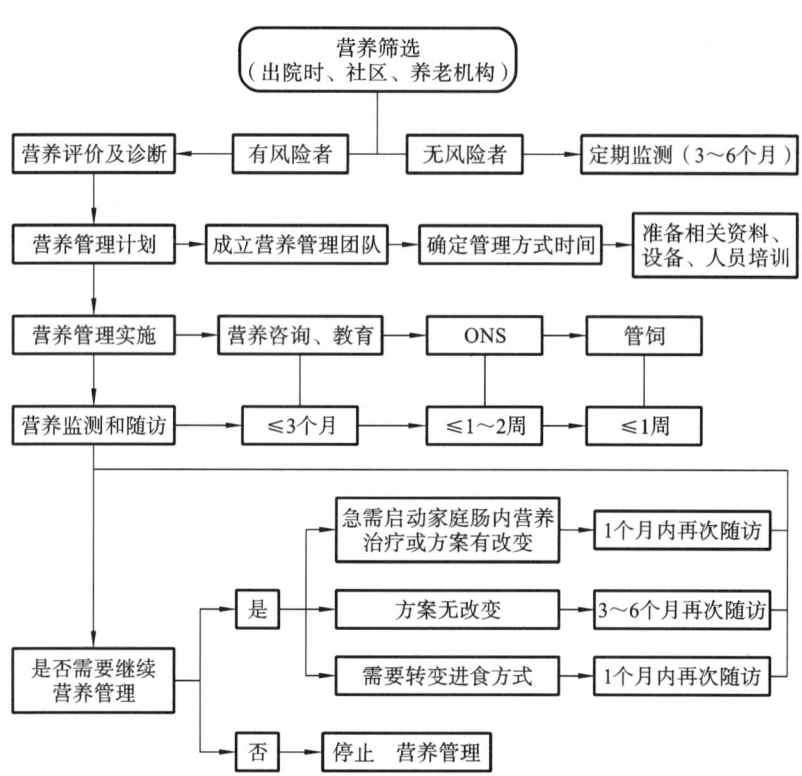

任务二 体重管理综合案例实践

学习目标

- 能够根据客户实际情况制订体重管理方案。
- 能够根据客户实际情况编制减重食谱。
- 能根据客户实际情况制订运动处方。
- 能与客户一起设定目标。

任务导入

1. 任务描述 李女士,45岁,公司职员。身高157.5 cm,体重76.2 kg,已婚,开车上班,几乎没有体育运动,无运动损伤,上学时爱好打羽毛球、游泳。安静心率:84次/分。最近想将体重降至理想水平,寻求营养师的帮助。

2. 任务目标

（1）能根据客户需要制订合理减重饮食。

（2）能根据客户需要制订合理减重运动处方。

（3）能根据客户需要制订合理减重方案。

（4）能和客户建立良好沟通和信任。

任务分析

1. 超重或肥胖的判定及分期 在制订体重管理方案前，需要对目标个体或人群进行体重评估与分期。

2. 体重管理目标的制订原则 通过减重可以预防和治疗肥胖相关性并发症，改善客户的健康状况。研究表明，肥胖症患者减重5%～15%或更多，可以显著改善高血压、血脂异常、非酒精性脂肪肝、2型糖尿病患者的血糖控制，降低2型糖尿病和心血管并发症的发生率、降低肥胖型多囊卵巢综合征相关疾病风险，减少疾病治疗药物的使用。因此，建议将减重5%～15%作为体重管理的目标。

3. 体重管理目标的制订方法

（1）不同超重或肥胖分期的体重管理目标：中国健康管理协会团体标准《超重或肥胖人群体重管理规范》对不同的超重或肥胖分期，相应的治疗建议如下。

0期：建议通过减少膳食热量、增加体力活动、改变行为习惯等生活方式干预，将体重减至正常范围。

1期：建议通过减少膳食热量、增加体力活动、改变行为习惯等生活方式干预，将体重减至正常范围；肥胖者经过3～6个月的单纯控制饮食和增加运动量处理仍不能减重5%，甚至体重仍有上升趋势者可考虑配合使用减重药物。

2期：建议通过减少膳食热量、增加体力活动、改变行为习惯等生活方式干预，将体重减至正常范围；经过3～6个月的单纯控制饮食和增加运动量处理仍不能减重5%，体重仍有上升趋势者可考虑配合使用减重药物，或在开始生活方式干预同时配合减重药物治疗。

3期：建议通过减少膳食热量、增加体力活动、改变行为习惯等生活方式干预，将体重减至正常范围；生活方式干预同时配合减重药物治疗；重度肥胖患者（BMI≥35或BMI≥32.5合并2型糖尿病）可考虑手术减重。体重管理目标及临床目标见下表。

超重或肥胖患者减重目标及临床目标

超重或肥胖分期	诊断		体重管理目标	临床目标
	体重指数（BMI）	伴发疾病		
0期	24≤BMI<28	无	预防体重增加 减重	预防肥胖相关疾病
1～3期	BMI≥28	无	减重 预防体重增加	预防肥胖相关疾病
	BMI≥24	代谢综合征	减重10%	预防2型糖尿病
		糖尿病前期	减重10%	预防2型糖尿病

续表

超重或肥胖分期	诊断		体重管理目标	临床目标
	体重指数（BMI）	伴发疾病		
1~3期	BMI≥24	2型糖尿病	减重5%~15%或更多	糖化血红蛋白值降低 减少降糖药的用药量 糖尿病症状减轻
		血脂异常	减重5%~15%或更多	甘油三酯降低 HDL-C升高 LDL-C降低
		高血压	减重5%~15%或更多	降低收缩压和舒张压 减少降压药用量
		单纯非酒精性脂肪性肝病	减重5%或更多	减少肝细胞内脂质
		非酒精性脂肪性肝炎	减重10%~40%	减轻炎症和肝纤维化症状
		多囊卵巢综合征	减重5%~15%或更多	改善排卵 改善月经情况 减轻多毛症状 提高胰岛素敏感性 降低血清雄激素指标
		女性不孕	减重10%或更多	改善排卵 怀孕和成功生育
		睡眠呼吸暂停综合征	减重7%~11%或更多	改善总体现状和相关各项指标
		骨关节炎	减重≥10%	改善总体症状 提高功能

（2）成人体重管理目标。

①轻度肥胖者：一般在正常供给量基础上按每天少供给能量523~1046 kJ(125~250 kcal)的标准确定其1天3餐标准餐饮量，这样每月可稳步减重0.5~1.0 kg。

②中重度肥胖者：必须严格限制能量，每天以减少供给能量2.30~4.60 MJ(550~1100 kcal)为宜，可以每周减重0.5~1.0 kg。

4. 终止管理 达到预先制订的体重管理目标后，应向减重者提供细致的减重后维持方案，体重维持期间首选限制能量平衡膳食。通过生活方式和行为干预措施（包括饮食控制和/或代餐、体育锻炼、保持减重小组间人员交流等），配合药物治疗，可减轻减重后的复重。一般认为减重成果维持6年以上，基本不会发生复重，即可终止管理。

任务实施

操作步骤	操作程序	备注
• 操作前		
（1）询问客户一般情况	①问候。 ②询问客户姓名、性别、年龄、工作及劳动强度、健康史或疾病史、生活方式（饮食、运动、睡眠等）、联系方式	
（2）测量身高、体重	过程同营养评估及诊断流程	
（3）判断体型	计算方法同食物交换份法食谱编制	
• 操作中		
1. 饮食方案		
（1）确定全天能量需要量	限制能量平衡膳食（CRD）： ①每天饮食能量比原来日常水平减少约1/3，这是达到每周能减重0.5 kg的目标的一个重要步骤。 ②比原来习惯摄入的能量低300~500 kcal。 ③一般女性1000~1200 kcal/d，男性1200~1600 kcal/d	根据《中国超重/肥胖医学营养治疗专家共识（2016）》； 避免用极低能量饮食（即能量总摄入低于每天800 kcal的饮食）
（2）确定宏量营养素供给比例	三大供能营养素提供的能量占比：蛋白质15%~20%、脂肪20%~30%、糖40%~55%	
（3）三餐食物分配	按餐次比进行分配：30%、40%、30%	
（4）确定食物交换份数	食物交换份数＝全天能量需要量÷90	能量单位：kcal 食物交换份单位：份
（5）不同种类的食物交换份分配	分配方法同食物交换份法食谱编制	
（6）确定食物量	不同食物具体重量见食物交换份法食谱编制	
（7）长期食谱	通过食物同类交换，设计长期食谱	

续表

操作步骤	操作程序	备 注
2.运动方案		
肥胖0期		
(1)运动处方选取内容	速度:TABATA燃脂训练; 耐力:TABATA燃脂训练; 力量:抗阻力训练; 柔韧:肌肉拉伸; 灵敏:TABATA燃脂训练	TABATA:为间歇训练的一种,TABATA的最初目的,是要在运动时尽可能使用最多的肌肉群,并在短时间内(研究为4 min)可以有效率地消耗热量。TABATA的黄金公式:运动20 s,休息10 s,如此做8个循环,一共4 min
(2)锻炼方法	①准备活动5 min,可做腰、腿、髋关节轻微活动,心率90次/分。 ②慢走与快走交替20 min(如步行以慢-快-慢相结合;也可以慢跑20 min),心率110~120次/分。 ③基础体力练习15 min,仰卧起坐20个(手抱头或不抱头均可),仰卧撑20个×2组,俯卧抬起上体20个,蹲跳起20次。 或TABATA三组:a.移动深蹲15 s,间歇5 s;b.开合跳15 s,间歇5 s;c.俯身登山跑15 s,间歇5 s;d.俯身开合跳15 s,间歇5 s,心率130~150次/分。 ④放松整理活动5 min,做放松操,调整呼吸,拉伸大腿前侧、后侧,小腿后侧肌肉,心率100次/分。 ⑤以上全部内容锻炼45 min,共消耗热量约320 kcal	①首先应做医学检查,判定心功能状态及有无心血管系统并发症等,根据实际情况制订切实可行的减肥目标和计划(有并发症的按并发症运动处方执行)。 ②以每周减重0.5~1 kg为宜,否则不能真正持续地减重。 ③锻炼时感觉轻松或过于吃力时,可稍微调节内容和次数;以锻炼后第2天不感到疲劳为宜,可每周适当增加运动量。 ④严寒、酷暑或身体不适时应停止锻炼,不可蛮干
肥胖1期、2期		
(1)运动处方选取内容	纠正错误身体姿态、体态。 速度:TABATA燃脂训练; 耐力:TABATA燃脂训练、健步走; 力量:抗阻力训练、TABATA燃脂训练; 柔韧:肌肉拉伸; 灵敏:TABATA燃脂训练、有氧(水中)	

续表

操作步骤	操作程序	备 注
(2) 锻炼方法	①准备活动 5 min,可做腰、腿、髋关节轻微活动,心率 90 次/分。 ②慢走与快走交替 20 min(如步行以慢-快-慢相结合;也可以慢跑 20 min),心率 110~120 次/分。 ③安全健身方式:水中有氧操的形式,水中行走、水中开合跳、水中快步走等。 ④TABATA 三组:a. 左右开合走 15 s,间歇 5 s;b. 提膝手臂下压 15 s,间歇 5 s;c. 手臂开合 15 s,间歇 5 s;d. 胯下击掌 15 s,间歇 5 s;e. 踢毽子(不跳)15 s,间歇 5 s;f. 叉腰后踢腿 15 s,间歇 5 s,心率 130~150 次/分。 ⑤放松整理活动 5 min,做放松操,调整呼吸,拉伸大腿前侧、后侧,小腿后侧肌肉,心率 100 次/分。 ⑥以上全部内容锻炼 45 min,共消耗热量 300~400 kcal	①首先应做医学检查,判定心功能状态及有无心血管系统并发症等,根据实际情况制订切实可行的减肥目标和计划(有并发症的按并发症运动处方执行)。 ②以每周减重 0.5~1 kg 为宜,否则不能真正持续地减重。 ③锻炼时感觉轻松或过于吃力时,可稍微调节内容和次数;以锻炼后第 2 天不感到疲劳为宜,可每周适当增加运动量。 ④严寒、酷暑或身体不适时应停止锻炼,不可蛮干

- 操作后

(1) 沟通	询问客户方案是否适合,与客户一同修改方案
(2) 确定方案	先确定 1 周的体重管理方案
(3) 跟踪	跟踪督促客户按照方案执行,在执行中发现问题随时改进

任务评价

"体重管理综合案例实践"任务学习自我检测单

姓名:	专业:	班级:	学号:
评价项目		评 价	如何改善
我是否与客户建立了良好的沟通和信任关系?			
我能否顺利完成客户个人信息收集和主客观评价?			
我能否顺利引导客户完成膳食营养调查与评估?			
我能否流程正确地完成客户体质测试与评价?			
我制订的运动营养干预目标是否合理?是否包含近期目标和远期目标?			
我制订的运动方案是否合理?可执行度如何?			
我制订的膳食指导方案是否合理?客户是否满意?依从性如何?			

续表

评价项目	评 价	如何改善
我为客户推荐的运动营养食品(营养补充剂)是否合理?		
我能否根据客户情况开展客户行为及心理干预?		
我认为我还可以从哪些方面进行改善?		

送给营养师的一段话

营养咨询不应只针对理论知识,也应针对客户的情感、心理、态度和价值观,这些都对饮食行为有强大而有力的影响。只有当一个人做好了改变的准备并被激励去改变的时候,知识才会成为一个工具。

参考文献

[1] Betsy B. Holli,Judith A. Beto.营养咨询与健康教育技术指导[M].沈秀华,译.上海:上海交通大学出版社,2019.

[2] 中国营养学会.中国居民膳食指南(2022)[M].北京:人民卫生出版社,2022.

[3] 中国营养学会.中国居民膳食营养素参考摄入量[M].北京:科学出版社,2014.

[4] 孙长颢.营养与食品卫生学[M].8版.北京:人民卫生出版社,2017.

[5] 中国就业培训技术指导中心.公共营养师[M].2版.北京:中国劳动社会保障出版社,2022.

[6] 常翠青,艾华.实用运动营养学[M].北京:科技出版社,2023.

[7] 美国运动医学学会.ACSM运动测试与运动处方指南[M].王正珍,译.10版.北京:北京体育大学出版社,2019.

[8] 杨则宜.运动营养师培训教程:基础知识与技能[M].北京:人民体育出版社,2020.